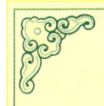

国医绝学百日通

全身按摩治百病

李玉波 翟志光 袁香桃 ◎主编

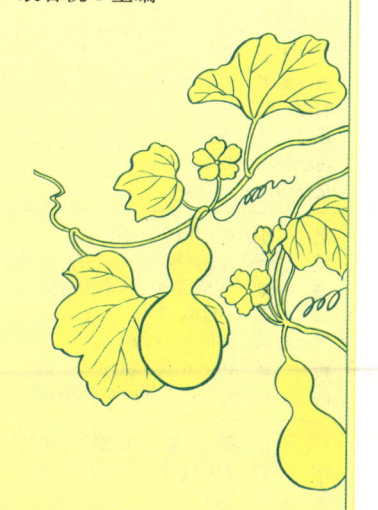

中国科学技术出版社
·北京·

图书在版编目（CIP）数据

全身按摩治百病/李玉波,翟志光,袁香桃主编
.—北京：中国科学技术出版社,2025.2
（国医绝学百日通）
ISBN 978-7-5236-0766-4

Ⅰ.①全… Ⅱ.①李…②翟…③袁… Ⅲ.①按摩疗法（中医） Ⅳ.①R244.1

中国国家版本馆CIP数据核字（2024）第098688号

策划编辑	符晓静　李洁　卢紫晔
责任编辑	曹小雅　王晓平
封面设计	博悦文化
正文设计	博悦文化
责任校对	张晓莉
责任印制	李晓霖

出　　版	中国科学技术出版社
发　　行	中国科学技术出版社有限公司
地　　址	北京市海淀区中关村南大街 16 号
邮　　编	100081
发行电话	010-62173865
传　　真	010-62173081
网　　址	http://www.cspbooks.com.cn

开　　本	787毫米×1092毫米　1/32
字　　数	4100千字
印　　张	123
版　　次	2025 年 2 月第 1 版
印　　次	2025 年 2 月第 1 次印刷
印　　刷	小森印刷（天津）有限公司
书　　号	ISBN 978-7-5236-0766-4/R・3282
定　　价	615.00元（全41册）

（凡购买本社图书，如有缺页、倒页、脱页者，本社销售中心负责调换）

目录

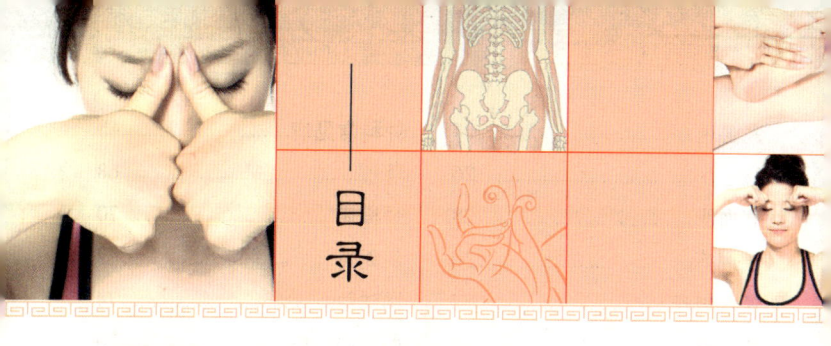

第一章　全身穴位图解

人体上半身正面穴位 2

人体上半身背面穴位 3

头部侧面穴位及耳穴 4

手臂及手部穴位 5

腿部穴位 6

足部穴位 7

第二章　认识穴位，做好按摩的准备

认识全身的穴位 8

按摩时的常用姿势 10

巧用介质，让按摩更有效 12

按摩适应证 13

第三章　全身按摩改善常见病

内科常见病 14	感冒 18
头痛 14	面神经麻痹 20
哮喘 16	失眠 22

| 1

高血压……………………24
冠心病……………………26
高血脂……………………28
糖尿病……………………30
慢性胃炎…………………32
胃下垂……………………34
呃逆………………………36
慢性肝炎…………………38
肠胃不适…………………40
腹泻………………………42
便秘………………………44
半身不遂…………………46
贫血………………………48
妇科常见病……………50
月经不调…………………50
乳房肿块…………………52
更年期综合征……………54
男科常见病……………56
阳痿………………………56
前列腺疾病………………58
五官科常见病…………60
近视………………………60
牙痛………………………62
慢性鼻炎…………………64
咽喉肿痛…………………66

外科常见病……………68
落枕………………………68
颈椎病……………………70
肩周炎……………………72
网球肘……………………74
肋间神经痛………………76
腰痛………………………78
坐骨神经痛………………80
关节炎……………………82
踝关节扭伤………………84
足跟痛……………………86
急救按摩………………88
心绞痛……………………88
中暑………………………90

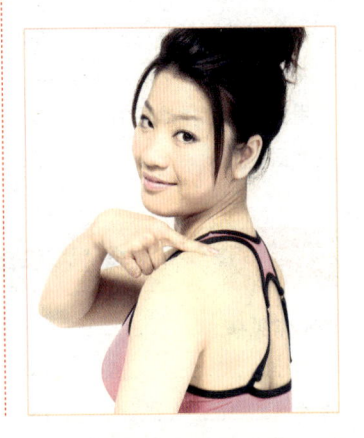

第一章

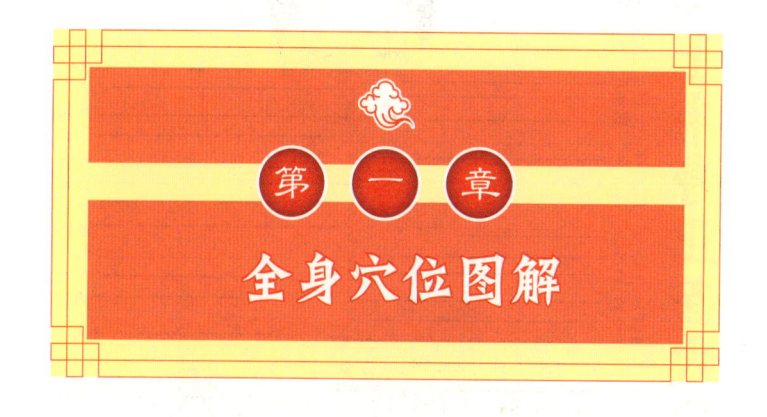

全身穴位图解

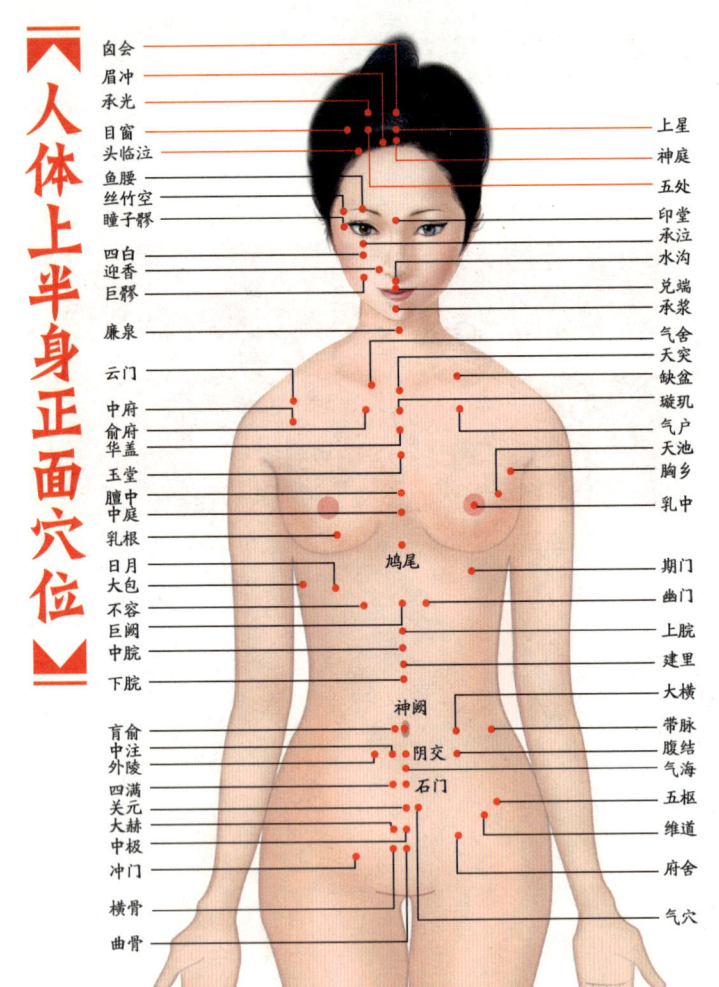

人体上半身正面穴位

国医绝学百日通

- 囟会
- 眉冲
- 承光
- 目窗
- 头临泣
- 鱼腰
- 丝竹空
- 瞳子髎
- 四白
- 迎香
- 巨髎
- 廉泉
- 云门
- 中府
- 俞府
- 华盖
- 玉堂
- 膻中
- 中庭
- 乳根
- 日月
- 大包
- 不容
- 巨阙
- 中脘
- 下脘
- 肓俞
- 中注
- 外陵
- 四满
- 关元
- 大赫
- 中极
- 冲门
- 横骨
- 曲骨

- 上星
- 神庭
- 五处
- 印堂
- 承泣
- 水沟
- 兑端
- 承浆
- 气舍
- 天突
- 缺盆
- 璇玑
- 气户
- 天池
- 胸乡
- 乳中
- 期门
- 幽门
- 上脘
- 建里
- 大横
- 带脉
- 腹结
- 气海
- 五枢
- 维道
- 府舍
- 气穴

- 鸠尾
- 神阙
- 阴交
- 石门

2

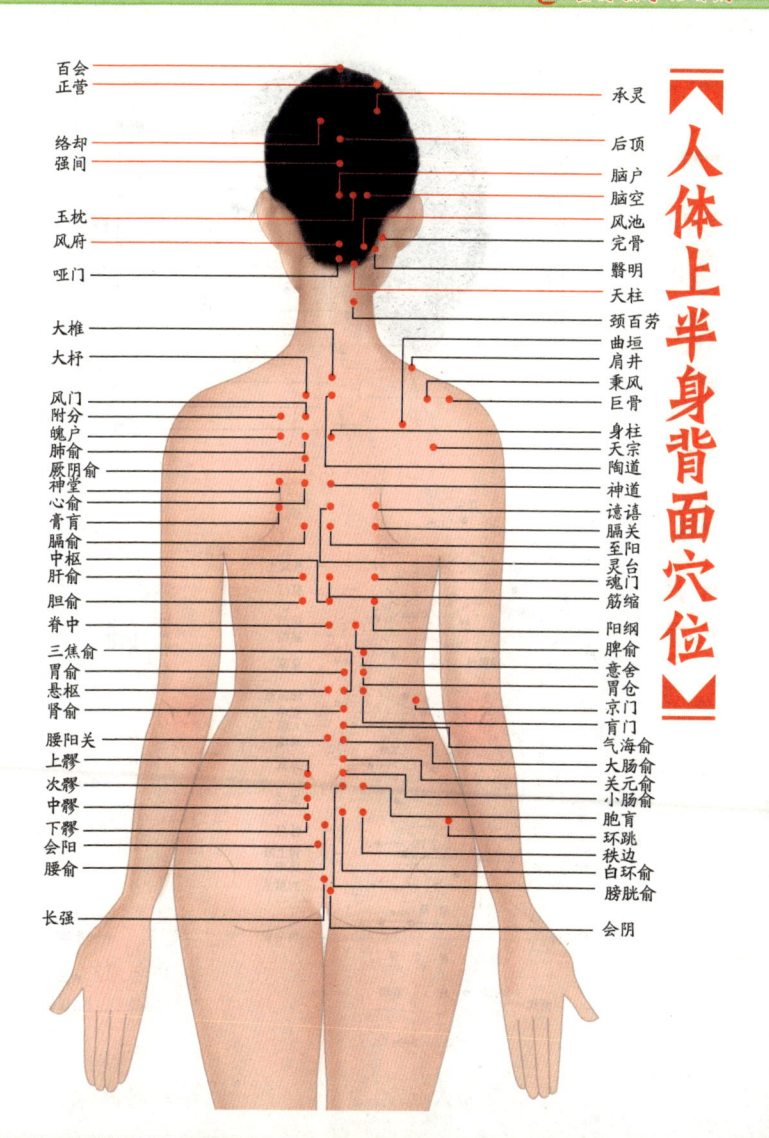

人体上半身背面穴位

左侧（自上而下）：
- 百会
- 正营
- 络却
- 强间
- 玉枕
- 风府
- 哑门
- 大椎
- 大杼
- 风门
- 附分
- 魄户
- 肺俞
- 厥阴俞
- 神堂
- 心俞
- 膏肓
- 膈俞
- 膈关
- 中枢
- 肝俞
- 胆俞
- 脊中
- 三焦俞
- 胃俞
- 悬枢
- 肾俞
- 腰阳关
- 上髎
- 次髎
- 中髎
- 下髎
- 会阳
- 腰俞
- 长强

右侧（自上而下）：
- 承灵
- 后顶
- 脑户
- 脑空
- 风池
- 完骨
- 翳明
- 天柱
- 颈百劳
- 曲垣
- 肩井
- 秉风
- 巨骨
- 身柱
- 天宗
- 陶道
- 神道
- 谚语
- 膈俞
- 至阳
- 灵台
- 魂门
- 筋缩
- 阳纲
- 脾俞
- 意舍
- 胃仓
- 京门
- 肓门
- 气海俞
- 大肠俞
- 关元俞
- 小肠俞
- 胞肓
- 环跳
- 秩边
- 白环俞
- 膀胱俞
- 会阴

头部侧面穴位及耳穴

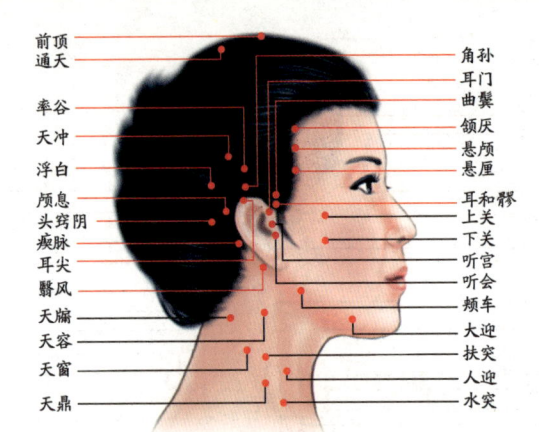

头部侧面穴位

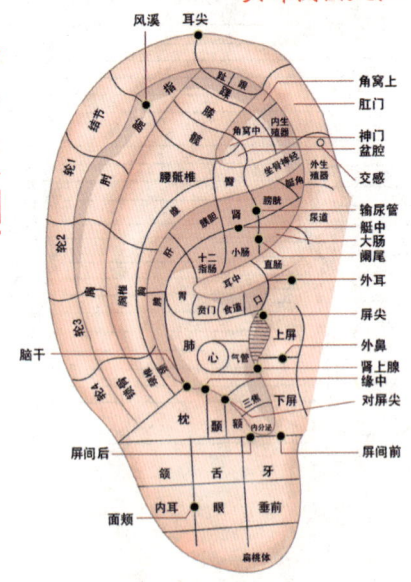

前项、通天、率谷、天冲、浮白、颅息、头窍阴、瘛脉、耳尖、翳风、天牖、天容、天窗、天鼎

角孙、耳门、曲鬓、颔厌、悬颅、悬厘、耳和髎、上关、下关、听宫、听会、颊车、大迎、扶突、人迎、水突

耳朵正面穴位

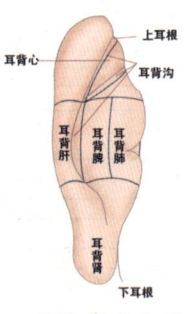

风溪、耳尖、趾、踝、膝、角窝中、角窝上、肛门、内生殖器、神门、盆腔、外生殖器、交感、腰骶椎、肾、膀胱、胸、输尿管、尿道、胰胆、艇中、大肠、阑尾、十二指肠、小肠、直肠、胃、耳中、外耳、贲门、食道、屏尖、肺、心、气管、上屏、外鼻、肾上腺、缘中、对屏尖、下屏、脑干、枕、颞、额、内分泌、屏间后、颌、舌、牙、屏间前、面颊、内耳、眼、垂前、扁桃体

耳朵背面穴位

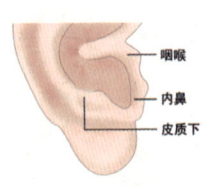

上耳根、耳背心、耳背沟、耳背脾、耳背肝、耳背肺、耳背肾、下耳根

耳朵内侧穴位

咽喉、内鼻、皮质下

手臂及手部穴位

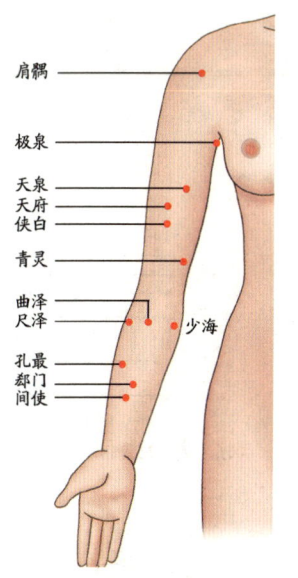

上肢内侧穴位

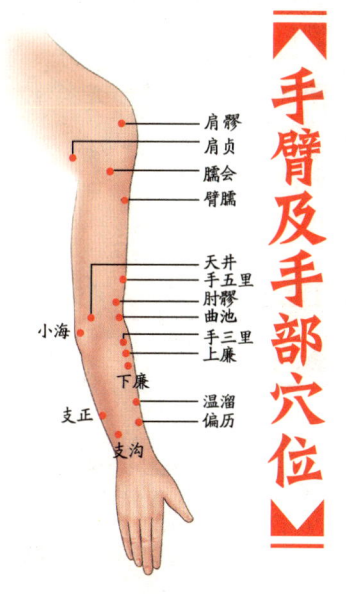

肩髃
极泉
天泉
天府
侠白
青灵
曲泽
尺泽
孔最
郄门
间使
少海

上肢外侧穴位

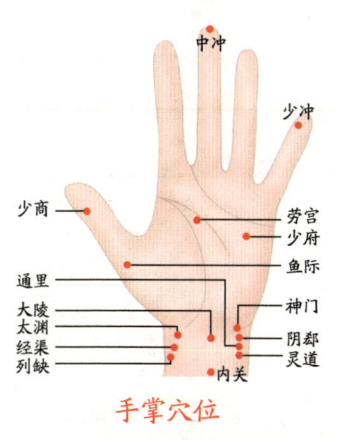

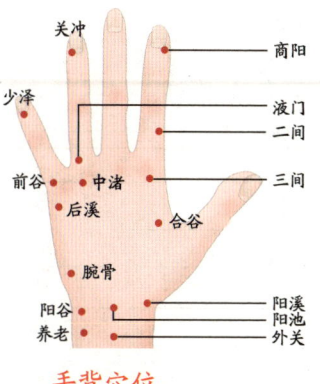

肩髎
肩贞
臑会
臂臑
天井
手五里
肘髎
曲池
手三里
上廉
下廉
温溜
偏历
小海
支正
支沟

手掌穴位

中冲
少冲
少商
劳宫
少府
鱼际
通里
大陵
太渊
经渠
列缺
神门
阴郄
灵道
内关

手背穴位

关冲
商阳
少泽
液门
二间
前谷
中渚
三间
后溪
合谷
腕骨
阳谷
阳溪
养老
阳池
外关

5

腿部穴位

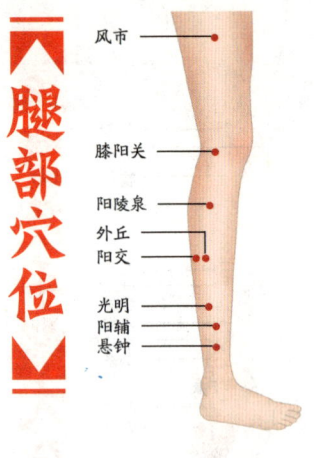

大腿外侧穴位

- 风市
- 膝阳关
- 阳陵泉
- 外丘
- 阳交
- 光明
- 阳辅
- 悬钟

双腿背面穴位

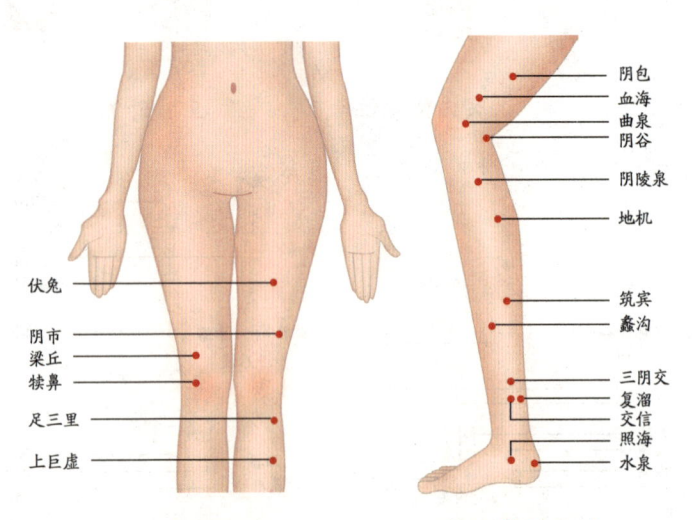

- 承扶
- 殷门
- 委阳
- 委中
- 合阳
- 承筋
- 承山
- 飞扬
- 跗阳

双腿正面穴位

- 伏兔
- 阴市
- 梁丘
- 犊鼻
- 足三里
- 上巨虚

大腿内侧穴位

- 阴包
- 血海
- 曲泉
- 阴谷
- 阴陵泉
- 地机
- 筑宾
- 蠡沟
- 三阴交
- 复溜
- 交信
- 照海
- 水泉

足部穴位

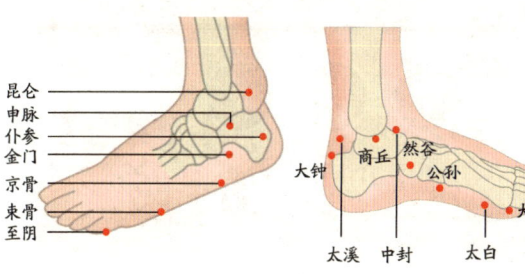

足外侧穴位

- 昆仑
- 申脉
- 仆参
- 金门
- 京骨
- 束骨
- 至阴

足内侧穴位

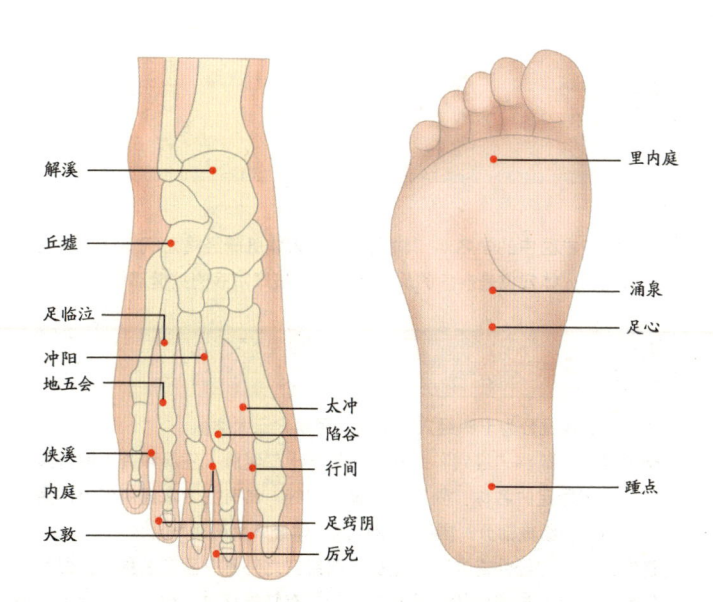

- 大钟
- 商丘
- 然谷
- 公孙
- 大都
- 太溪
- 中封
- 太白
- 隐白

足背穴位

- 解溪
- 丘墟
- 足临泣
- 冲阳
- 地五会
- 侠溪
- 内庭
- 大敦
- 太冲
- 陷谷
- 行间
- 足窍阴
- 厉兑

足底穴位

- 里内庭
- 涌泉
- 足心
- 踵点

第二章 认识穴位，做好按摩的准备

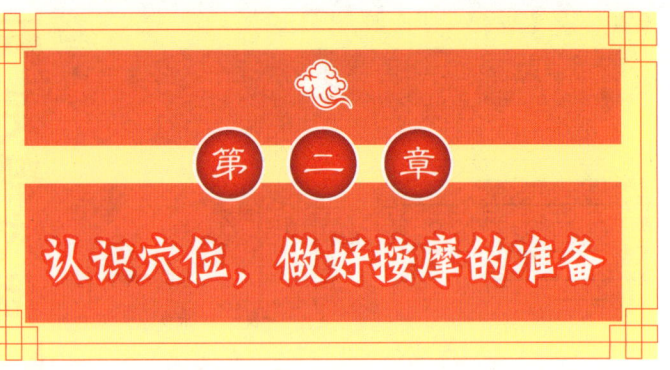

认识全身的穴位

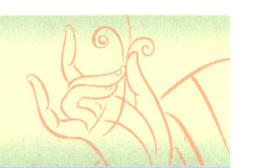

穴位在中医中的学名叫"腧穴"，是人体脏腑经络之气输注于体表的特殊部位。人体穴位是疾病的反应点，也是按摩治病的关键部位。

穴位的分类

人体的穴位分为十四经穴、奇穴、阿是穴三大类。

◎**十四经穴**：简称"经穴"，是指归属于十二经脉、任脉和督脉循行线上的穴位，有固定的名称、固定的位置和归经，具有主治本经病症的作用，是穴位的主要组成部分。国际上承认的人体经穴共有361个。

◎**奇穴**：也称"经外奇穴"，是指十四经穴之外具有固定名称、位置和主治作用的穴位。这类穴位多数对某些病症有特殊疗效，如四缝穴治小儿疳积、定喘穴治哮喘等。

◎阿是穴：又称"压痛点"，这类腧穴既无固定名称，又无固定位置，也没有固定的主治病症。只是以疼痛局部或与病痛有关的压痛点、敏感点作为穴位。

穴位的命名

◎根据建筑物、街、道、市等通路、处所来形容某些穴位的形态或者作用特点命名，如天井、印堂、地仓、气街、风市、水道穴等。
◎根据穴位所在的人体部位命名，例如心俞、肺俞、脾俞、乳根穴等。
◎根据天文学日、月、星、辰及地理名称山、川、沟、泽等，再结合穴位所在部位的形态和气血流行的情况而命名，如太白、天枢、上星穴等。
◎根据气血、脏腑、阴阳等生理功能及经脉交会等命名，如三阴交、阳陵泉、气海、血海穴等。
◎根据动物、植物的名称命名，如鸠尾、鹤顶、伏兔、鱼际、攒竹穴等。

穴位的按摩功效

◎治疗近部疾病，即按摩所在部位的疾病。例如，天突穴可以治疗咳嗽、哮喘、咽喉肿痛、呃逆、失言、梅核气等；睛明穴可以治疗眼睛疾病；后顶穴可以用于治疗颈部肌肉痉挛。
◎治疗远部疾病，即本经经脉所行走的远部部位的疾病。例如，合谷穴不仅能治疗手部疾病，还能治疗头部、颈部的疾病；迎香穴不仅能治疗鼻塞、急性鼻窦炎、慢性鼻窦炎等鼻部疾病，还能治疗胆道蛔虫症；百会穴不仅能治疗头部疾病，还能治疗子宫脱垂、痔疮、脱肛、痢疾等疾病。
◎特殊功效，也就是说某些穴位是治疗某种疾病的特效穴位。例如，三阴交穴是治疗消化系统、生殖系统、泌尿系统、妇科病的重要穴位。
◎整体功效，即针灸按摩某些穴位，可对某方面病症起到整体性的调治作用，或调治全身疾病。例如，针灸按摩合谷、曲池、大椎穴可治疗外感发热；针灸按摩足三里、关元穴可增强人体免疫力；心动过缓者，针灸按摩内关穴可加快心率；心动过速者，针灸按摩内关穴也可减慢心率。

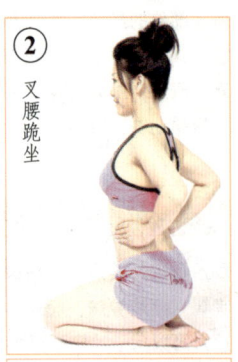

按摩时的常用姿势

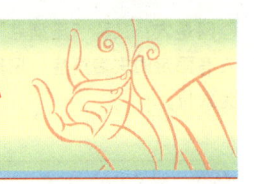

自我按摩时的常用姿势

自我按摩时要根据穴位所在部位的不同，采用相应方便、易行、简单的按摩姿势。如坐在椅子上、坐在床上、跪坐在地板上、仰卧平躺在床上等。一般头面部、颈部、胸腹部、上肢、下肢的穴位比较容易按摩，分别根据需要用双手手指指腹或指尖按摩即可。但是腰背部的穴位操作难度较大，需要特别注意。常见的按摩姿势如下。

◎仰卧或坐在有椅背的椅子上，双手握拳，用拳头突出的关节对准腰背部的穴位，利用自身的体重向下施压（见图①）。

◎取跪坐位，双手叉腰，拇指在后，其余四指在前，用拇指指腹按揉腰部穴位（见图②）。

◎取跪坐位，头颈尽量后仰，双手握拳，用拳头上突出的关节按压腰背部穴位（见图③）。

◎利用小道具按摩腰背部的穴位，如浴刷、热水袋、按摩棒等。

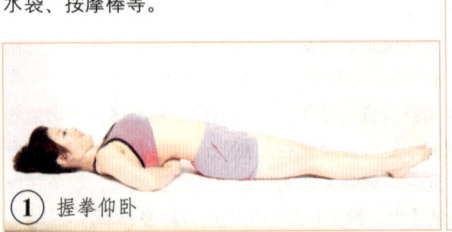

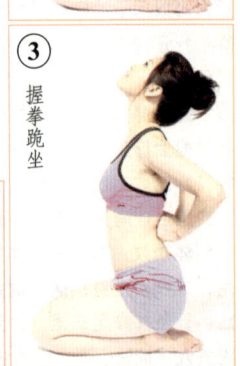

② 叉腰跪坐

③ 握拳跪坐

① 握拳仰卧

他人按摩时的常用姿势

他人按摩时，被按摩者可以选择坐位、跪坐、仰卧、俯卧等姿势，按摩者则可采取方便按摩的姿势，如站立或屈膝跪坐在旁边（见图④～图⑦）。

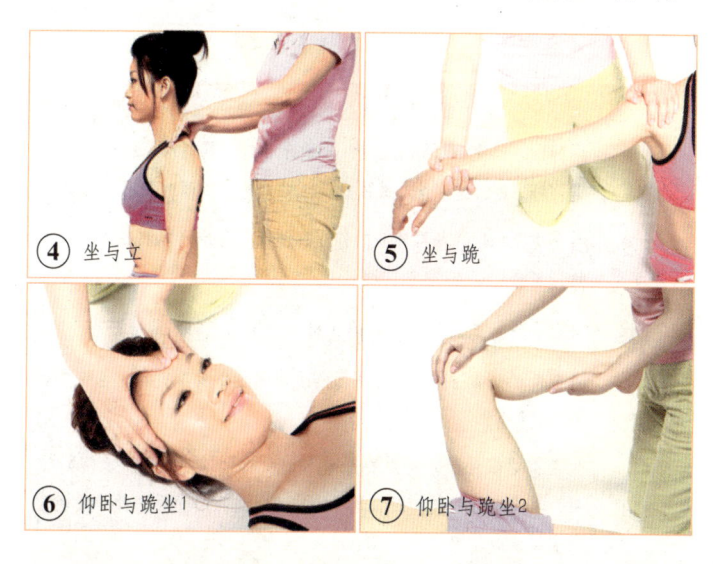

④ 坐与立

⑤ 坐与跪

⑥ 仰卧与跪坐1

⑦ 仰卧与跪坐2

国医小课堂

教你巧妙掌握按摩方法

自我按摩时，应该注意按摩方法。用手指按压时，可一边呼气一边默数"1，2，3"，随着数字的增加，力度也要逐渐增大。"1"用力稍轻，"2"用力适中，"3"用力稍重。然后，一边吸气一边默数"4，5，6"，随着数字的增加，力度也要随之减小。

巧用介质，让按摩更有效

名称	作用
薄荷水	薄荷脑0.25克、75%的酒精100毫升混匀，具有清凉解表、清暑退热的作用，适宜给小儿发热及风热外感者按摩时使用
滑石粉或痱子粉	具有清凉止痒、祛湿养肤的作用，适用于易出汗体质者或夏天天热汗多者
凡士林	具有润滑肌肤、减少摩擦的作用，适用于穴位及脚底按摩
麻油或植物油	具有活血补益的作用，适用于病后虚弱和年老体弱者，也可用于婴幼儿按摩
生姜汁	生姜捣烂取汁，或将生姜片放入浓度为75%的酒精中浸泡5~7日，具有散寒理气、温经通脉的作用，适宜给受风寒者及寒凝气滞者按摩时使用
鲜奶按摩膏	具有润滑肌肤的作用，适宜给皮肤干燥者按摩时使用
按摩精油	具有分子细小、高渗透性的特点，可快速渗透至血管及淋巴管，达到促进循环、排除毒素、增强免疫力的作用。适用于美容、美体、缓解疲劳者按摩时使用
红花油	富含冬青油、红花、薄荷脑等中药，具有通经活络、活血止痛的作用，适宜给关节、肌肉扭伤或跌打损伤者按摩时使用
白酒或药酒	具有温经止痛、活血通络的作用，适宜给跌打损伤所致的红肿疼痛等外伤性疾病者按摩时使用

按摩适应证

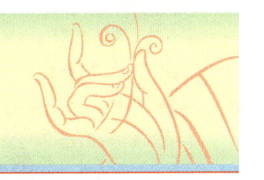

临床中很多常见病都可以使用或配合使用按摩手法进行治疗。

◎**内科常见病**：如感冒、哮喘、失眠、偏头痛、高血压、低血压、冠心病、慢性胃炎、消化不良、胃下垂、腹胀、腹痛、便秘、肠炎、中风、面神经麻痹等。

◎**妇科和男科常见病**：如痛经、月经不调、母乳分泌失调、乳房肿块、更年期综合征、遗精、疝气、阳痿等。

◎**儿科、五官科等常见病**：如小儿咳嗽、遗尿、夜啼、近视、牙痛、慢性鼻炎、咽喉肿痛、口腔炎、口角炎、扁桃体炎等。

◎**外科常见病**：如扭伤、关节脱位、腰肌劳损、肌肉萎缩、三叉神经痛、腰背神经痛、四肢关节痛、风湿性关节炎、关节强直等。

◎**紧急抢救**：如中暑、心绞痛、鼻出血、小腿抽筋等。

国医小课堂

按摩穴位的技巧

◎按摩三叉神经、小脑、脑干等足趾部反射区时，可用左手扶在足趾关节背面，以免足趾不稳定影响按摩力度，从而影响治疗效果。

◎因小脑脑干反射区局部解剖结构特殊，脂肪组织薄弱，所以按摩时要根据患者的具体情况施力。力度要轻柔，由轻到重，不可突然用强力。

◎按摩时的频率要均匀，力度要持久，不可忽轻忽重，忽快忽慢。

第三章

全身按摩改善常见病

内科常见病 | 头痛

特效穴位：印堂、百会、头维、太阳、风池、天柱、合谷

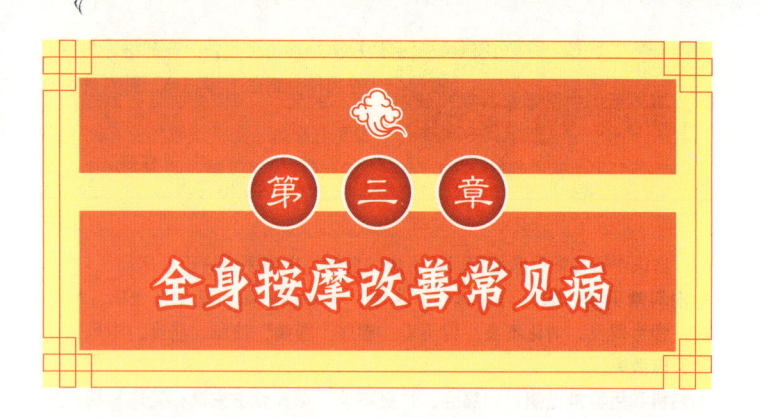

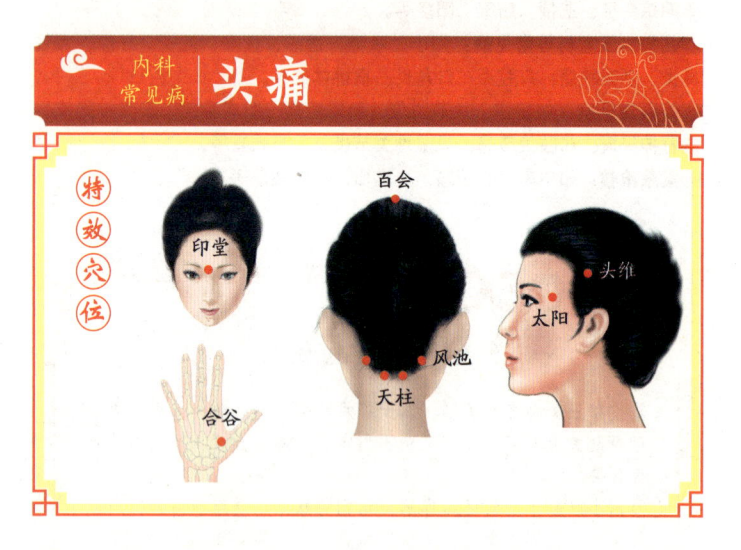

自我按摩

1.双眼自然闭合，将双手食指屈曲，拇指按在太阳穴上，以食指内侧屈曲面，由正中印堂穴沿眉毛两侧分抹，按压时力度要适中，可反复做30次或

适当增加次数,每日2次(见图①)。

2.前额头痛时可按压印堂、合谷穴,两侧头痛可按压百会穴,后脑头痛按压风池穴,注意按压时力度要适中,每穴每次各5分钟,以穴位有酸胀感为宜,每日2~3次(见图②)。

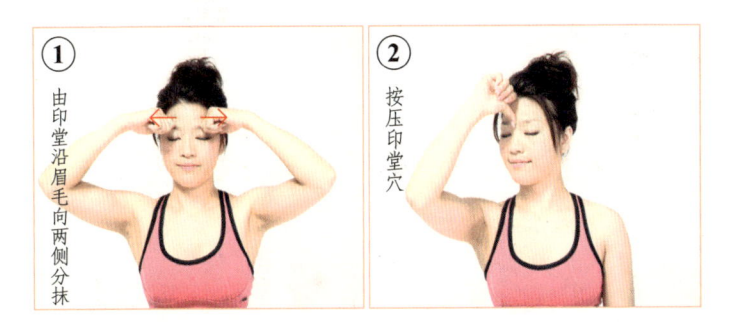

① 由印堂沿眉毛向两侧分抹

② 按压印堂穴

他人按摩

1.被按摩者双眼自然闭合,按摩者将双手掌根贴在被按摩者的太阳穴上进行按揉,按揉时用力要稍轻(见图③)。

2.按摩者用拇指与食指、中指相对捏住被按摩者的颈后肌肉近发际处,一前一后、一紧一松拿捏,至颈部感觉酸胀为宜(见图④)。

3.按摩者将双手五指分开成爪形,由前发际向后发际抹动,如十指梳头状,时间根据情况而定,至被按摩者头皮感觉发热舒适为宜,或用木梳代替手指。

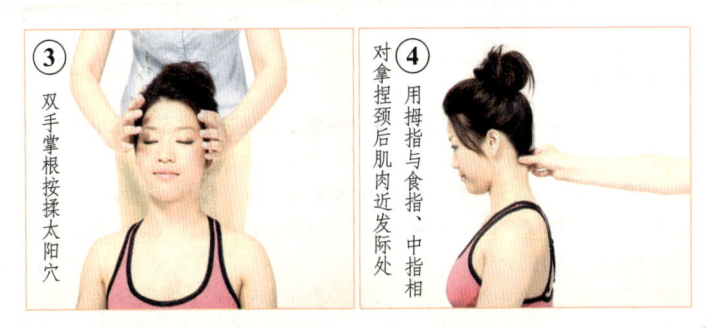

③ 双手掌根按揉太阳穴

④ 用拇指与食指、中指相对拿捏颈后肌肉近发际处

内科常见病 | 哮喘

特效穴位

正面：天突、缺盆、中府、膻中、剑突、尺泽、列缺、鱼际

背面：肺俞、风门、定喘、身柱、合谷

腿部：丰隆

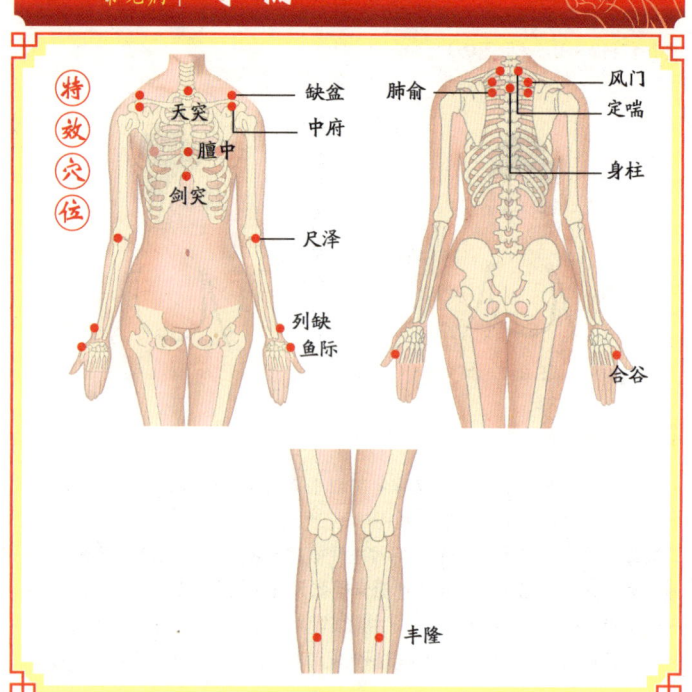

自我按摩

1. 取坐位，用单手掌面从腋下向膻中横擦，反复20次，至感觉温热为宜（见图①）。
2. 用双手掌面从上向下搓擦双侧胁肋，反复20次，至感觉温热为宜。
3. 用拇指指腹按揉天突、膻中、中府、缺盆、尺泽、列缺、鱼际、合谷穴，每穴每次各按3分钟。
4. 用双手掌面交替轻拍对侧胸部，反复20次（见图②）。

5.用手掌面搓擦足心,反复20次,至感觉温热为宜。

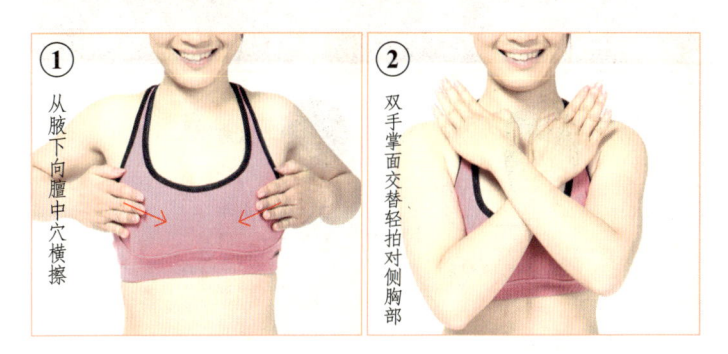

① 从腋下向膻中穴横擦

② 双手掌面交替轻拍对侧胸部

【他人按摩】

1.被按摩者取仰卧位,按摩者将食指、中指、无名指和小指并拢,用指腹从天突穴推至膻中穴,反复20次。
2.按摩者用手掌面从剑突搓摩至胁肋,反复20次,至被按摩者感觉温热为宜。
3.用一指禅法按摩被按摩者的天突、膻中、中府穴,每穴每次各3分钟(见图③)。
4.用拇指指腹按揉被按摩者的尺泽、鱼际、合谷、丰隆穴,每穴每次各3分钟。
5.被按摩者改为俯卧位,按摩者用单手掌面从风门沿膀胱经推向腰骶部,反复20次,注意推动时要平缓,力度要均匀(见图④)。
6.用拇指指腹按揉被按摩者的风门、身柱、肺俞、定喘穴,每穴每次各3分钟。

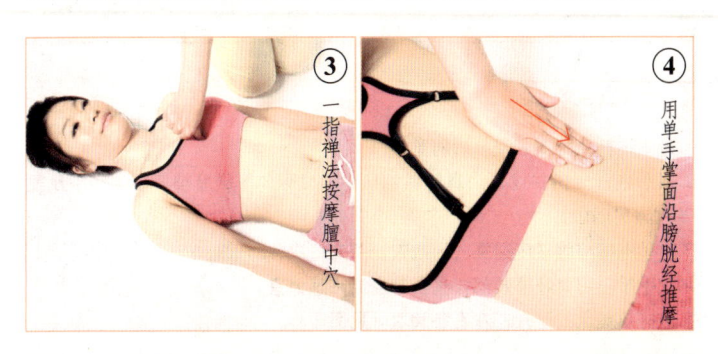

③ 一指禅法按摩膻中穴

④ 用单手掌面沿膀胱经推摩

内科常见病 | 感冒

特效穴位：印堂、四白、迎香、天突、中府、膻中、风府、风池、肩井、风门、肺俞、大椎、肾俞、内关、合谷、外关、足三里

自我按摩

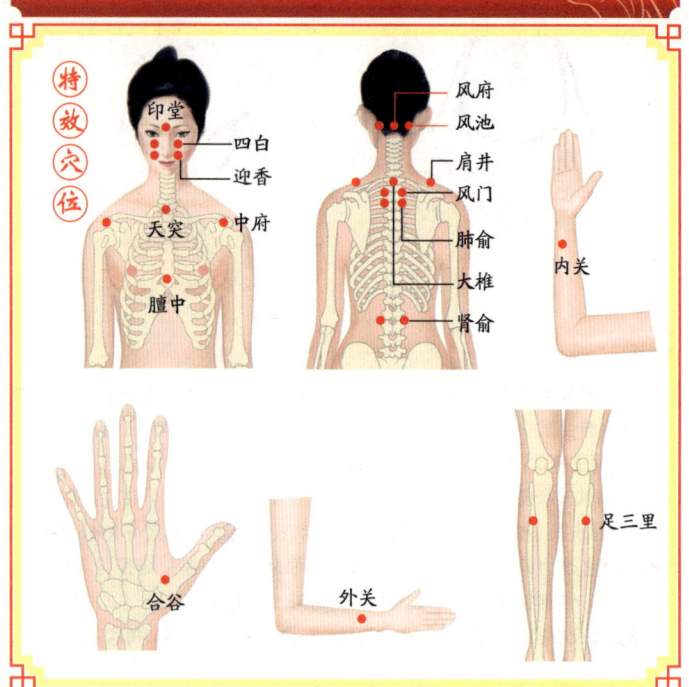

1. 身体站直，两脚分开与肩同宽。
2. 双手展开五指并拢，沿鼻翼两侧从前额发际向下颌摩擦，自上而下反复20次（见图①）。
3. 双手中指指腹按压迎香、风池穴，每穴每次各3分钟。
4. 双手掌心用力摩擦颈部，直至产生温热感为宜。
5. 击打双腿足三里穴，左右各30次（见图②）。

6.双手握拳,按压腰部肾俞穴5~10分钟。

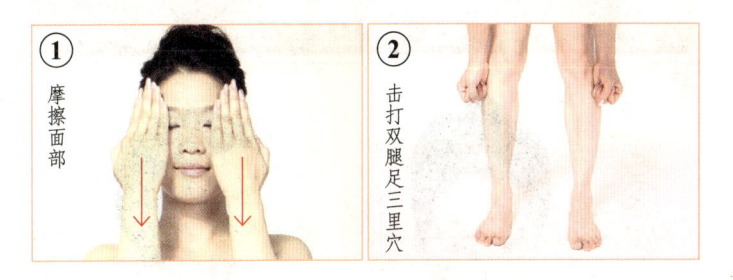

① 摩擦面部

② 击打双腿足三里穴

他人按摩

1.按摩者用双手中指指腹按揉被按摩者的印堂、迎香穴,每穴每次各30次。

2.按摩者用掌心摩擦被按摩者的前额,反复10次。

3.按摩者用拇指和食指按被按摩者的合谷穴,直至产生温热感为宜。

4.按摩者用拇指和食指拿按被按摩者的内关、外关穴,用力要稍重,直至产生温热感为宜(见图③)。

5.按摩者拿捏被按摩者的风池、肩井穴,按揉中府、风门、肺俞穴,每穴每次各2分钟。

6.按摩者用力按、揉、击打被按摩者的上背部1~2分钟。

7.按摩者将手张开成爪形,从被按摩者前发际向后发际做10次梳头动作(见图④)。

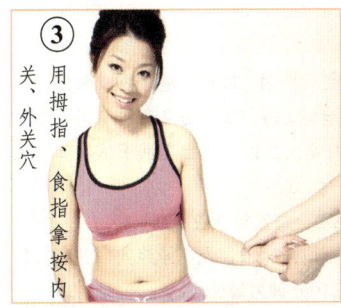

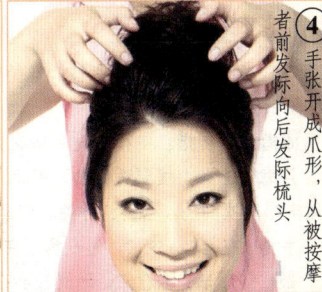

③ 用拇指、食指拿按内关、外关穴

④ 手张开成爪形,从被按摩者前发际向后发际梳头

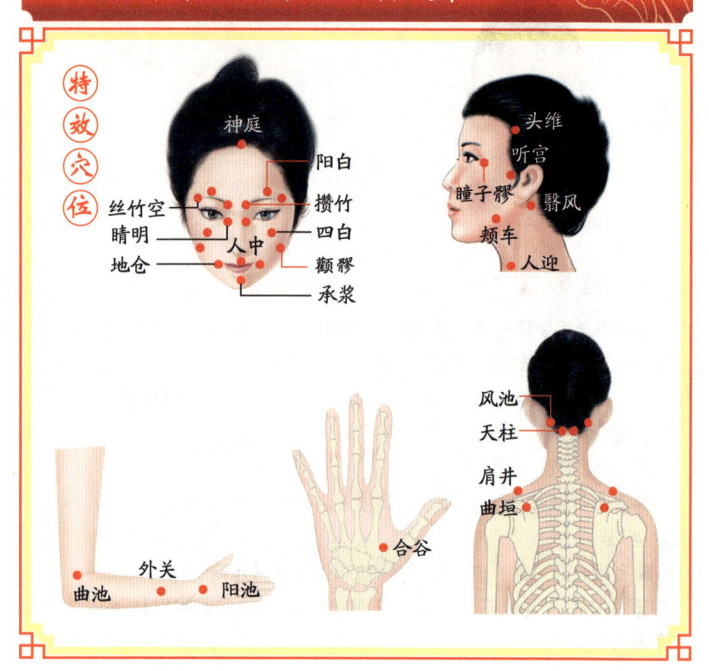

内科常见病：面神经麻痹

特效穴位：神庭、阳白、丝竹空、攒竹、睛明、四白、地仓、人中、颧髎、承浆、头维、听宫、瞳子髎、翳风、颊车、人迎、风池、天柱、肩井、曲垣、曲池、外关、阳池、合谷

自我按摩

1. 取坐位或仰卧位，用拇指按揉丝竹空、睛明、四白、瞳子髎、阳白、颧髎、攒竹、人中、承浆、翳风、颊车、地仓穴，每穴每次各2分钟（见图①）。
2. 用拇指固定食指、中指、无名指猛力弹出，以指端自上而下依次弹击面颊，注意弹击时力度要适中（见图②）。
3. 用拇指按揉曲池、合谷、外关、阳池穴，每穴每次各2分钟。
4. 一手食指在上取人中穴，另一食指在下取承浆穴，点压承浆穴，并点揉翳风、颧髎、颊车、地仓穴，时间控制在10分钟为最佳。

① 拇指按揉丝竹空穴

② 食指、中指、无名指弹击面颊

他人按摩

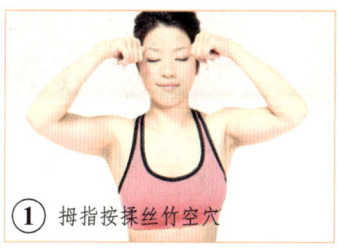

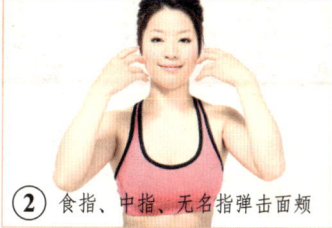

1. 被按摩者取仰卧位，按摩者用双手掌面环转推过被按摩者的下颌、面颊、额部，推摩时用力要轻柔，环转10圈。
2. 按摩者用拇指按揉被按摩者的睛明、四白、瞳子髎、丝竹空、阳白、攒竹穴，每穴每次各2分钟。
3. 按摩者用手掌小鱼际快速搓擦被按摩者的面颊，搓擦时力度要适中，以面颊温热红润为宜（见图③）。
4. 按摩者用拇指、食指向前方捏拿被按摩者的咬肌肌腹，捏拿时力度要适中，反复2次为宜（见图④）。
5. 按摩者用拇指、食指分别向上方快速拿捏被按摩者的地仓、颧髎、瞳子髎穴，每穴每次各3~5次。
6. 按摩者用拇指和食指拿捏、捻转被按摩者的患侧面肌，自上而下3遍。
7. 按摩者用拇指按摩被按摩者的上肢前臂阳明经路线，以对侧为主，反复20次。
8. 按摩者捏揉被按摩者的肩井穴，捏揉时力度要适中，每次10分钟。

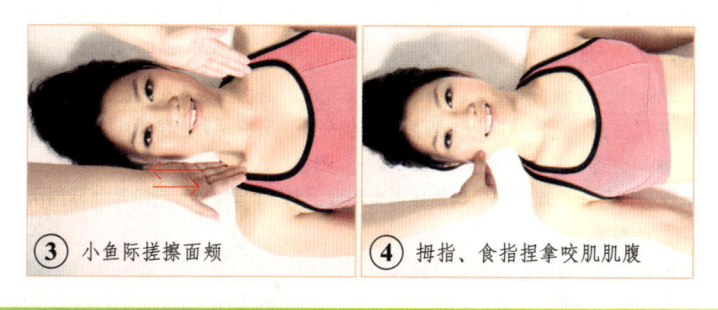

③ 小鱼际搓擦面颊

④ 拇指、食指捏拿咬肌肌腹

内科常见病 | 失眠

特效穴位

正面：鸠尾、巨阙、不容、中脘、章门、肓俞、手三里、气海、大巨、关元

背面：至阳、膈俞、肝俞、肾俞、合谷

头部/足部：百会、印堂、风池、天柱、头维、太阳、涌泉

自我按摩

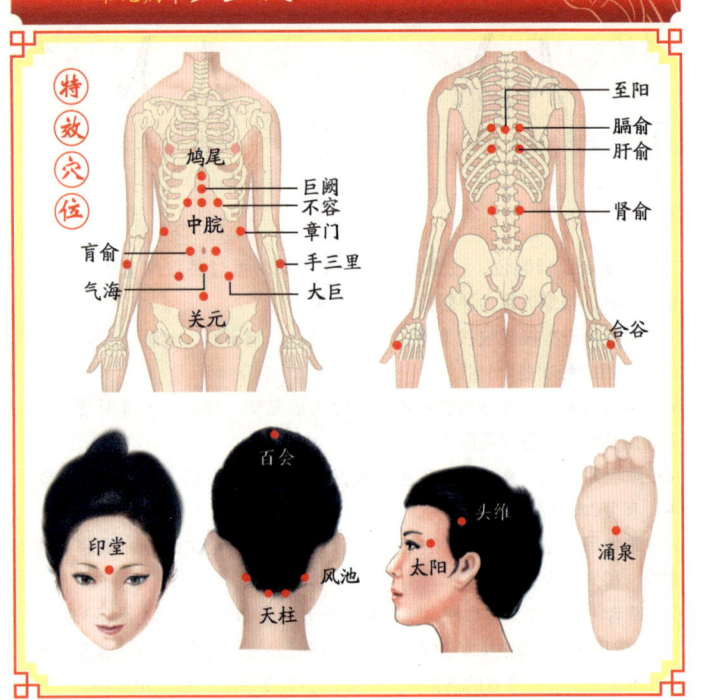

1. 取坐位，双眼自然闭合，将双手食指屈曲，拇指按在太阳穴上，以食指内侧屈曲面，由正中印堂穴沿眉毛两侧分抹，分抹时力度要适中，可反复分抹30次或适当增加次数，每日2次（见图①）。
2. 改为仰卧，用双手拇指指腹按揉太阳穴，每次2分钟，然后沿两侧颞部由前向后推摩。
3. 用手掌根部轻轻拍击头顶百会穴。

4.用双手拇指指腹按揉风池、气海、关元、合谷穴,每穴每次各2分钟。

5.将双手叠放在腹部,用手掌大鱼际轻轻按揉中脘穴每次2分钟。

6.用单手食指、中指、无名指并拢摩擦涌泉穴,至脚心发热为宜。若伴有头晕、耳鸣,可摩擦涌泉穴100次。

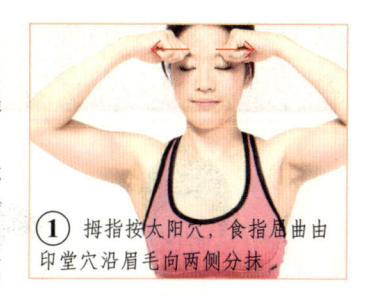

① 拇指按太阳穴,食指屈曲由印堂穴沿眉毛向两侧分抹。

他人按摩

1.按摩者用单手掌心先沿顺时针方向按摩被按摩者的腹部5圈,然后再沿逆时针方向按摩5圈,注意按揉力度要适中。

2.被按摩者取坐位,全身放松,按摩者双手握拳,用拇指关节沿脊柱旁两横指处,自上而下慢慢推按,反复10次(见图②)。

3.按摩者用双手拇指指腹按揉被按摩者的印堂穴,注意按揉的力度要适中,每次3分钟。

4.按摩者用双手拇指指腹从被按摩者的眉头推至两侧眉梢后的太阳穴。

5.按摩者用掌心按揉被按摩者的前额、头维、百会穴,每穴每次各2分钟。

6.按摩者将双手五指分开成爪形,由被按摩者的前发际向后发际抹动,如十指梳头状,反复10次,或者用木梳代替手指。

7.按摩者拿捏被按摩者的颈部与肩头连线的正中央以及周围大筋处,每次10分钟(见图③)。

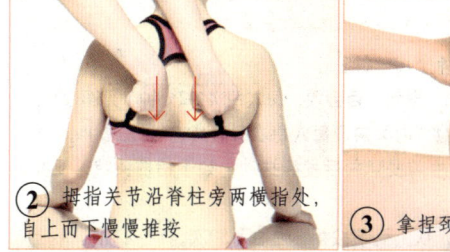

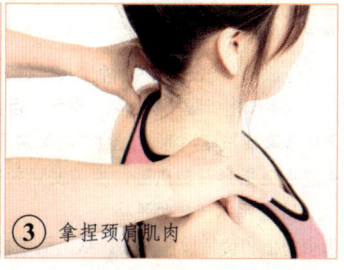

② 拇指关节沿脊柱旁两横指处,自上而下慢慢推按

③ 拿捏颈肩肌肉

内科常见病 | 高血压

特效穴位：百会、印堂、攒竹、太阳、风池、内关、涌泉、中脘、神阙、气海、关元、阳陵泉、足三里、三阴交、曲池

自我按摩

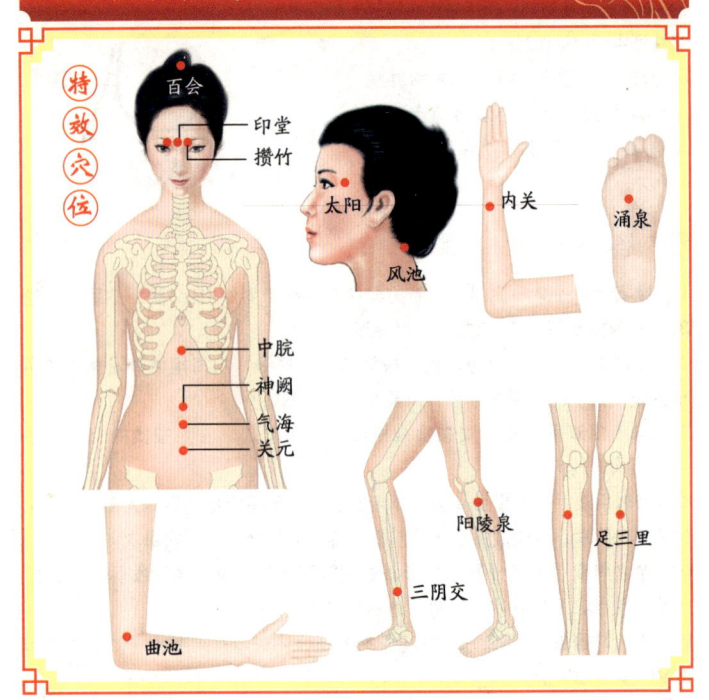

1. 身体放松，思想集中，静坐10分钟。
2. 用双手拇指指腹按揉太阳、攒竹、百会穴，每穴每次各2分钟（见图①）。
3. 用按摩棒按压风池、曲池、内关穴，每穴每次各2分钟（见图②）。
4. 双手五指分开成爪形，由前发际向后发际抹动，如十指梳头状，反复30次，或者用木梳代替手指。
5. 用拇指和食指捏住耳郭，从上而下按揉，左右各50次。

6.用单手食指、中指、无名指并拢摩擦涌泉穴,至脚心发热为宜。
7.用双手拇指指腹按揉印堂穴,每次2分钟。
8.用双手拇指指腹从眉头推至两侧眉梢后的太阳穴,每次2分钟。

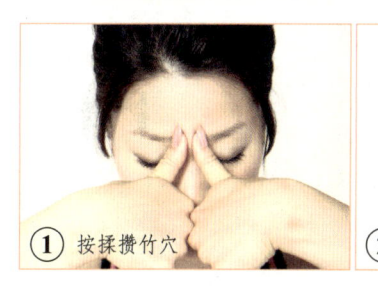

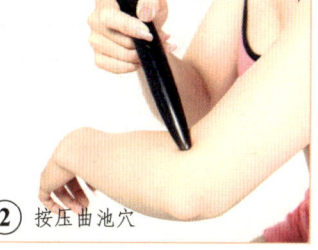

① 按揉攒竹穴

② 按压曲池穴

他人按摩

1.按摩者用拇指和食指按压被按摩者双侧的风池穴,每次2分钟。
2.按摩者用双手提拿被按摩者的颈部肌肉,自上而下反复20次,至被按摩者感到酸胀为宜。
3.被按摩者取仰卧位,按摩者将双手重叠,掌心放在肚脐上方,沿顺时针方向按摩,每次2分钟(见图③)。
4.按摩者用双手拇指指腹按揉被按摩者的气海、关元、内关、曲池、足三里、三阴交、阳陵泉穴,每穴每次各2分钟。
5.按摩者用单手食指、中指、无名指并拢摩擦被按摩者的涌泉穴,至脚心发热为宜(见图④)。

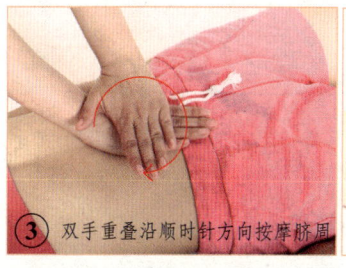

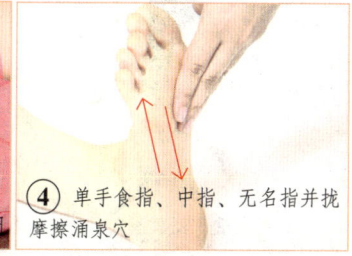

③ 双手重叠沿顺时针方向按摩脐周

④ 单手食指、中指、无名指并拢摩擦涌泉穴

内科常见病 冠心病

特效穴位：厥阴俞、神堂、膏肓、心俞、膀胱俞、内关、极泉

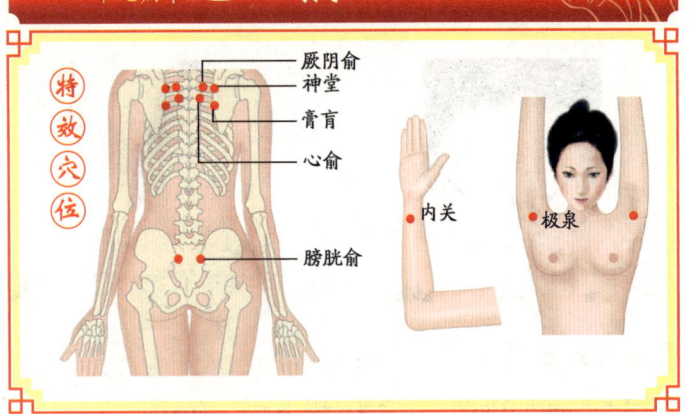

自我按摩

1. 双手互相摩擦发热，然后摩擦胸部，摩擦时用力要稍重，反复50次。
2. 用右手食指指腹按压左侧腋窝下的极泉穴，按压时注意力度要适中，每次5分钟，至感到麻木为宜（见图①）。
3. 用按摩棒按揉内关穴，注意按揉时用力要稍重，每次2分钟（见图②）。
4. 睡前用掌心轻拍心前区40次，可以预防冠心病的发作。

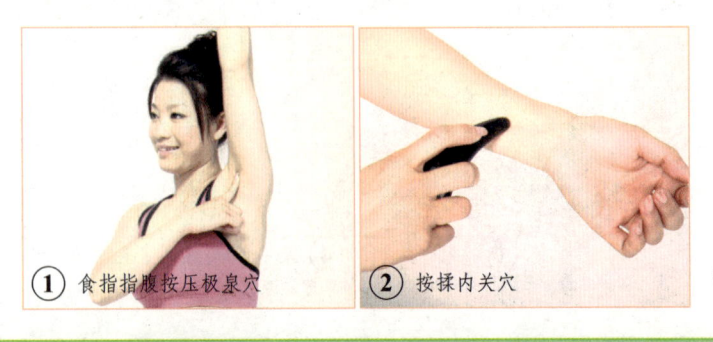

① 食指指腹按压极泉穴
② 按揉内关穴

他人按摩

1. 被按摩者取俯卧位，按摩者按揉被按摩者左侧肩胛区，每次5分钟，按揉时用力要稍重，至被按摩者感到温热为宜（见图③）。
2. 按摩者用拇指指腹按揉被按摩者背部的心俞、厥阴俞、膏肓、神堂穴，每穴每次各5分钟，至被按摩者感到酸胀为宜。
3. 用手指沿被按摩者的背部正中督脉从上向下拿捏、按压，反复3次（见图④）。
4. 按摩者用手掌侧缘摩擦背部督脉及膀胱经，用力适中，至被按摩者感觉温热为宜（见图⑤）。
5. 被按摩者改为仰卧位，按摩者用掌心快速摩擦心前区2分钟，然后从胸部，过肩，到上肢内侧反复推拿20次。
6. 按摩者双手五指分开成爪形，沿被按摩者的肋骨走向左右摩擦40次，注意摩擦时用力要稍重，至被按摩者感到微热为宜（见图⑥）。
7. 按摩者用拇指指腹按压被按摩者的极泉、内关穴，每穴每次各3分钟，至被按摩者感到酸胀为宜。

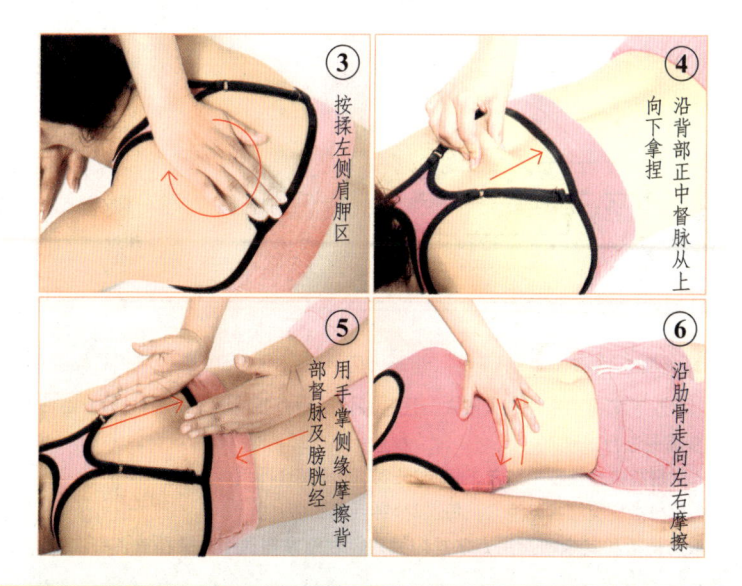

③ 按揉左侧肩胛区

④ 沿背部正中督脉从上向下拿捏

⑤ 用手掌侧缘摩擦背部督脉及膀胱经

⑥ 沿肋骨走向左右摩擦

内科常见病 | 高血脂

特效穴位

头部穴位：百会、神庭、印堂、太阳、攒竹

躯干穴位：膻中、中脘、气海、天枢、关元

足部反射区：脑垂体、头、甲状腺、脾

手部反射区：肺、心、小肠、胰腺、十二指肠、太渊、肾、胃

前臂穴位：鱼际、内关

手背穴位：少商、合谷、阳池

自我按摩

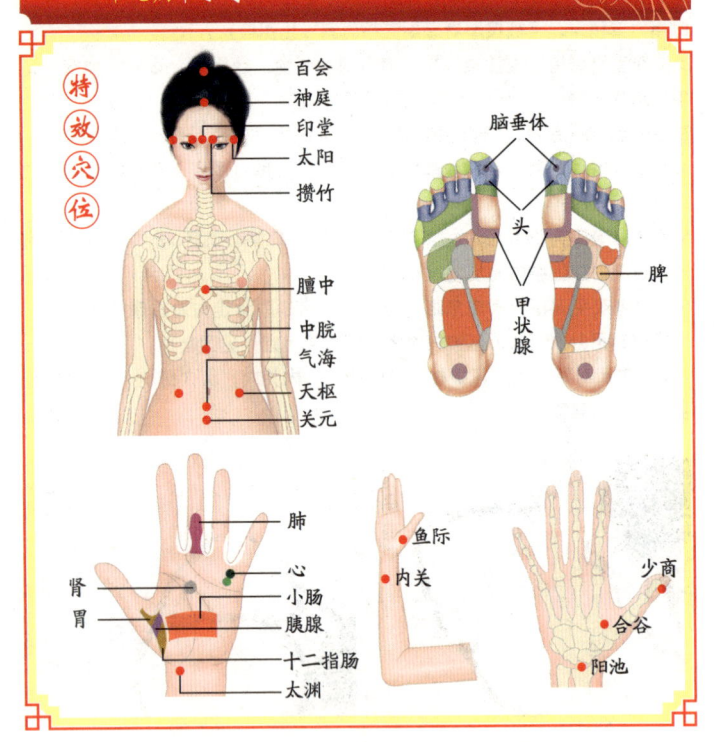

1. 用双手拇指指腹按揉太阳穴，注意按揉时用力要稍重，每次1分钟，每日按需要进行按摩。

2. 用拇指指腹按压中脘穴，每次2分钟（见图①）。

3. 用拇指指腹按揉气海穴，每次2分钟（见图②）。

4. 用拇指和其余四指用力拿捏内关穴，注意拿捏时用力要稍重，每次2分

钟，至局部有酸胀感为宜。

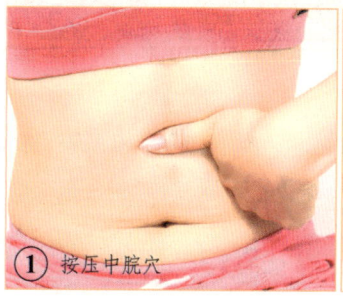

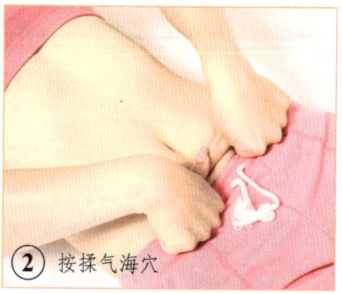

① 按压中脘穴
② 按揉气海穴

【 他人按摩 】

1.被按摩者取仰卧位，按摩者双手拇指指腹点按合谷、少商、鱼际、阳池穴，按揉时力度要适中，每穴每次各2分钟。
2.被按摩者采用合适体位，按摩者对其手部肺、心、胰腺、胃、小肠、十二指肠、肾等反射区进行按摩，每穴每次各1分钟（见图③）。
3.按摩者一手握住被按摩者的足跟，另一手食指弯曲，用扣拳法推压足部头、脑垂体、甲状腺、脾等反射区，每穴每次各50次（见图④）。

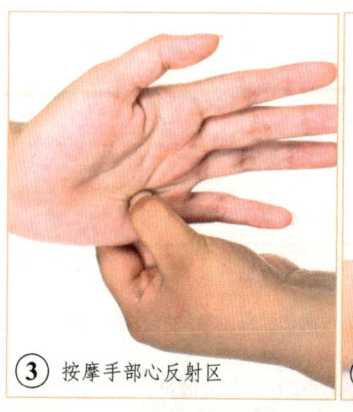

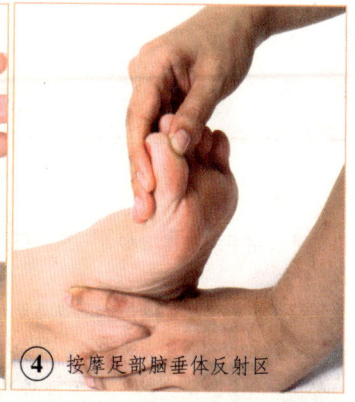

③ 按摩手部心反射区
④ 按摩足部脑垂体反射区

内科常见病 | 糖尿病

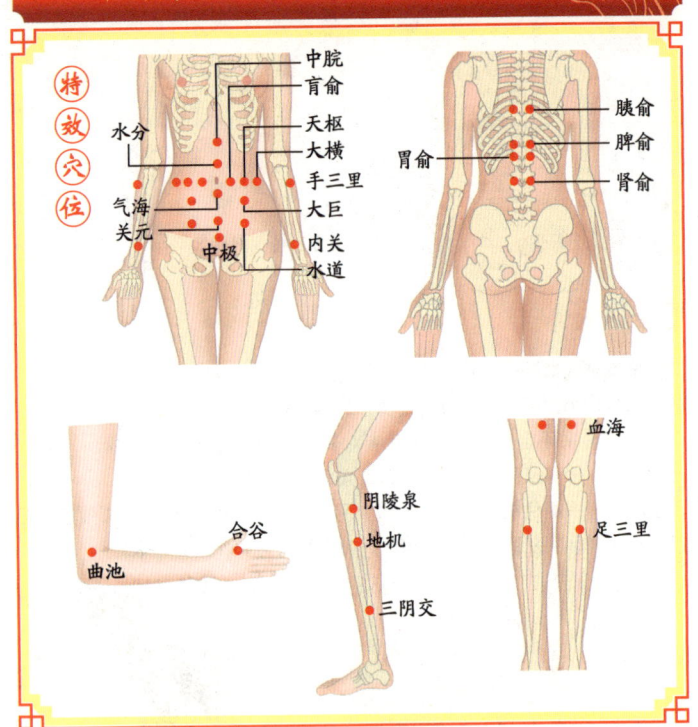

特效穴位

正面：中脘、肓俞、天枢、大横、手三里、大巨、内关、水道、中极、关元、气海、水分

背面：胰俞、脾俞、肾俞、胃俞

下肢：阴陵泉、地机、三阴交、血海、足三里

上肢：曲池、合谷

自我按摩

1. 仰卧，用手掌掌根自胸骨下至中极穴推擦，注意推擦时力度要适中，每次2分钟。

2. 用手掌掌根沿一侧腰部侧面推擦至对侧侧腰部，然后用五指指腹揉擦回原处，注意推擦时用力要稍重，每次3分钟（见图①）。

3. 双手手指自然交叉，手掌掌根分别按压在双侧大横穴上，同时双手小指按压关元穴，双手拇指按压中脘穴，找好位置后，轻轻地按压5分钟（见图②）。

4. 用拇指点揉中脘、气海、天枢穴，每穴每次各2分钟。

5. 用双手拇指擦揉双侧内踝和跟腱处，每次5分钟。

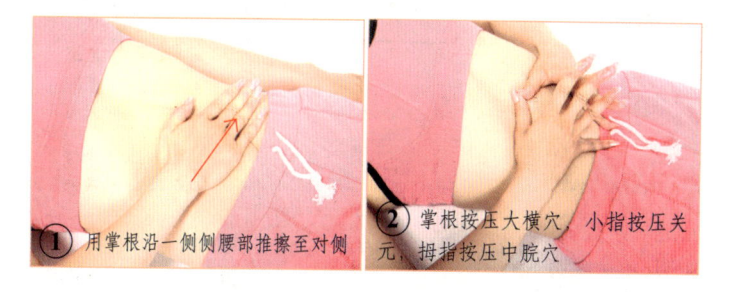

① 用掌根沿一侧腰部推擦至对侧

② 掌根按压大横穴，小指按压关元，拇指按压中脘穴

他人按摩

1. 被按摩者取俯卧位，按摩者用双手小鱼际沿脊柱两旁自上而下擦揉，反复5次，直至被按摩者感到温热（见图③）。

2. 按摩者用双手拇指按压、揉搓被按摩者的胰俞穴，注意按压时用力要稍重，至被按摩者感到酸胀为宜。

3. 按摩者用双手拇指按压被按摩者的脾俞、胃俞、肾俞穴，注意按压时用力要稍重，每穴每次各2分钟，至被按摩者感到酸胀为宜（见图④）。

4. 被按摩者改为仰卧位，按摩者用双手拇指按揉被按摩者的中脘、气海、关元、血海、足三里、三阴交、合谷、内关穴，每穴每次各3分钟。

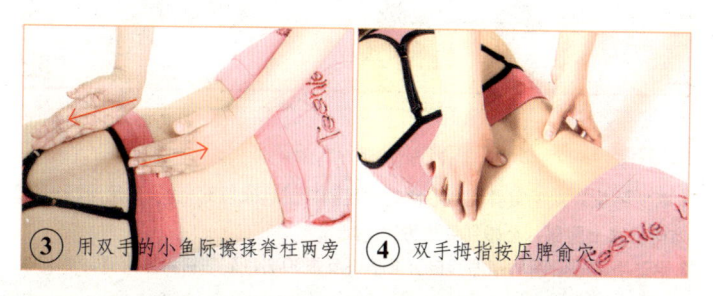

③ 用双手的小鱼际擦揉脊柱两旁

④ 双手拇指按压脾俞穴

内科常见病 | 慢性胃炎

特效穴位

- 膈俞
- 肝俞
- 脾俞
- 胃俞
- 合谷
- 巨阙
- 中脘
- 天枢
- 神阙
- 中极
- 曲骨
- 内关
- 足三里
- 三阴交

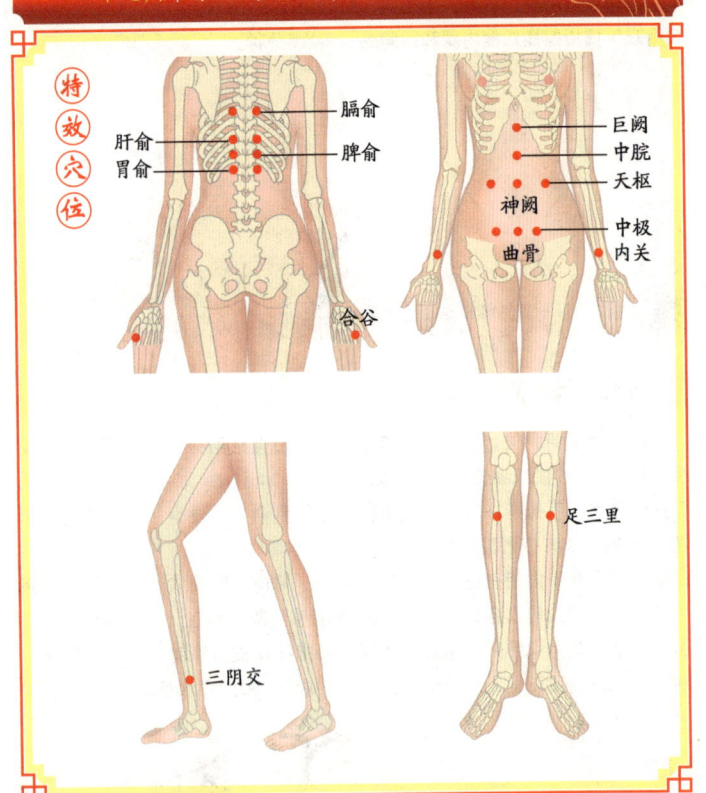

自我按摩

1. 取仰卧位，双手重叠，从心窝处向巨阙穴进行摩擦5分钟，然后沿顺时针方向推摩上腹部，至感到温热为宜。
2. 用双手掌心沿两肋摩擦，自上而下，反复30次，至感到温热为宜。

他人按摩

1.被按摩者取仰卧位，按摩者双手摩擦变热后，双手重叠掌心放在被按摩者的上腹胃脘部，沿顺时针方向摩擦，注意摩擦时用力要稍重，每次5分钟，至感到温热为宜（见图①）。

2.按摩者用拇指指腹按压被按摩者的中脘、神阙、巨阙穴，每穴每次各3分钟，至被按摩者感觉酸胀为宜（见图②）。

3.按摩者将食指、中指、无名指并拢，沿被按摩者的身体前正中线进行上下按摩，注意按摩时力度要适中，反复3分钟（见图③）。

4.按摩者用拇指按压被按摩者的三阴交、足三里穴，注意按压时用力要稍重，每次3分钟（见图④）。

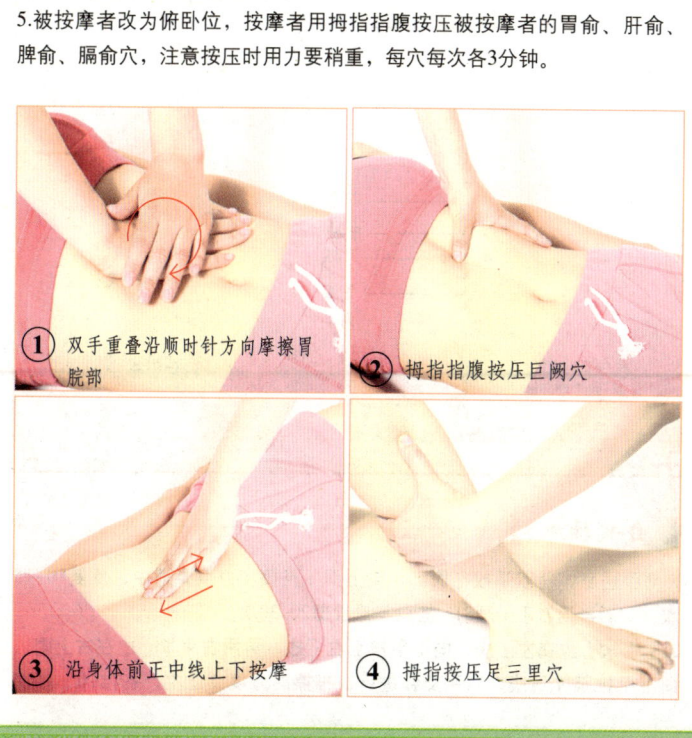

5.被按摩者改为俯卧位，按摩者用拇指指腹按压被按摩者的胃俞、肝俞、脾俞、膈俞穴，注意按压时用力要稍重，每穴每次各3分钟。

① 双手重叠沿顺时针方向摩擦胃脘部

② 拇指指腹按压巨阙穴

③ 沿身体前正中线上下按摩

④ 拇指按压足三里穴

内科常见病 | 胃下垂

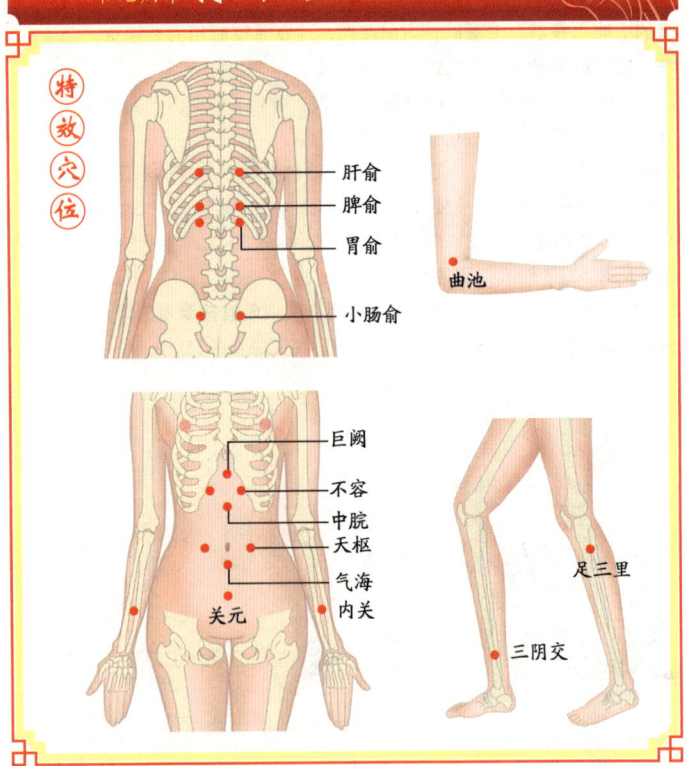

特效穴位

- 肝俞
- 脾俞
- 胃俞
- 小肠俞
- 曲池
- 巨阙
- 不容
- 中脘
- 天枢
- 气海
- 关元
- 内关
- 足三里
- 三阴交

自我按摩

1.仰卧屈膝，将双手放在腹部，自上而下推擦，力度要适中，反复10~15次，然后再用右手沿顺时针方向推摩腹部20~30次。

2.左手掌心放在左上腹，向下平推至右下腹；再用右手掌心放在右上腹，向下平推至左下腹，双手交替进行，推擦的力度要适中，各推10~15次

（见图①）。

3.用拇指按压中脘穴，吸气时缓缓下按，呼气时慢慢松手，约按压10分钟。

4.改为坐位，用双手拇指按揉足三里、曲池穴，每次3分钟。

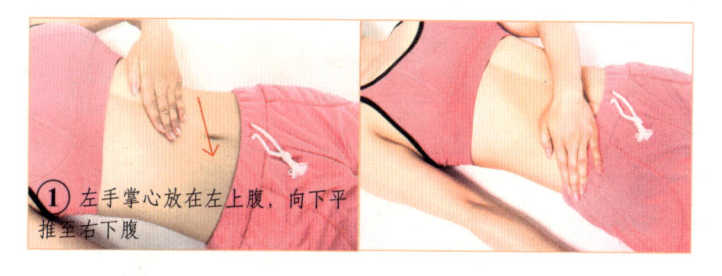

① 左手掌心放在左上腹，向下平推至右下腹

他人按摩

1.被按摩者取俯卧位，按摩者沿被按摩者脊柱两侧推摩，上下反复3次。再沿脊柱旁1.5寸处，自下而上作捏脊法，反复3次（图②）。

2.按摩者双手五指并拢，沿被按摩者的脊柱两旁1.5寸处点按，注意点按时用力要稍重，上下反复3次（图③）。

3.按摩者用双手拇指按揉被按摩者的肝俞、脾俞、胃俞、小肠俞穴，按压时力度要适中，每穴每次各3分钟。

4.被按摩者改为仰卧位，按摩者将手掌放在肚脐上，沿顺时针方向推摩20～30次，按摩的力度要适中。

5.按摩者用双手拇指按揉被按摩者的内关、关元、气海穴，每穴每次各3分钟。

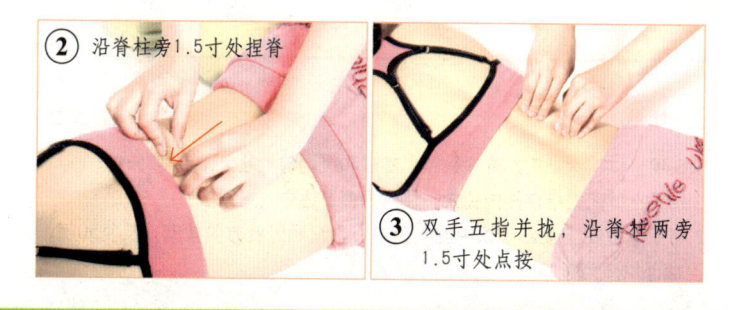

② 沿脊柱旁1.5寸处捏脊

③ 双手五指并拢，沿脊柱两旁1.5寸处点按

内科常见病 | 呃逆

特效穴位

- 缺盆
- 气舍
- 膻中
- 中脘
- 章门
- 膈俞
- 内关
- 涌泉
- 足三里

【自我按摩】

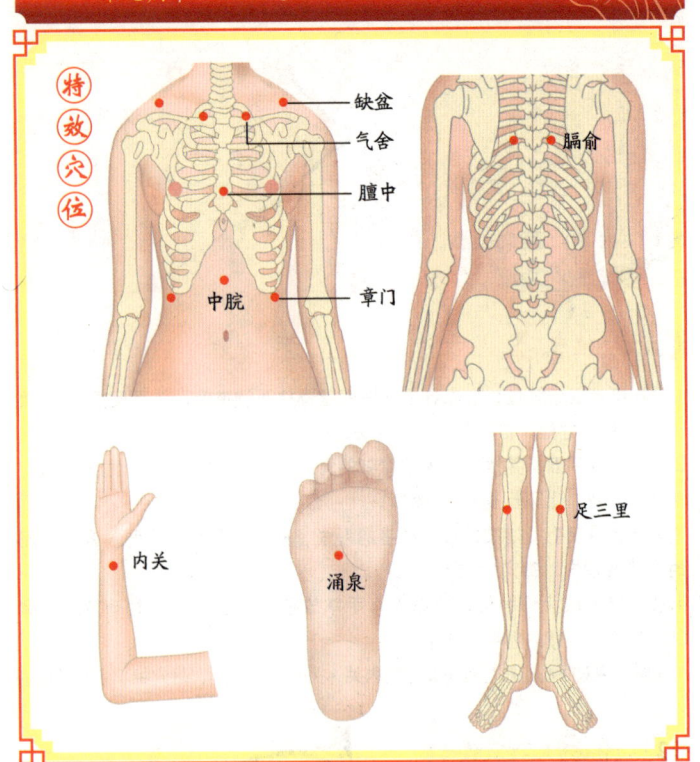

1. 采用坐位，深吸气，屏住数秒，然后和缓均匀地吐出，反复2分钟。
2. 双手交替用拇指点按内关穴，注意力度要适中（见图①）。
3. 将手掌放在上腹部，以中脘穴为中心，沿顺时针方向按摩，反复50圈，至腹部发热为宜。

4.将双手拇、食指相对，提拿章门穴，至有酸胀感为宜（见图②）。
5.用单手食指、中指、无名指并拢摩擦涌泉穴，至脚心发热为宜。
6.双手中指点压缺盆穴，点压力度要适中，每次1分钟。

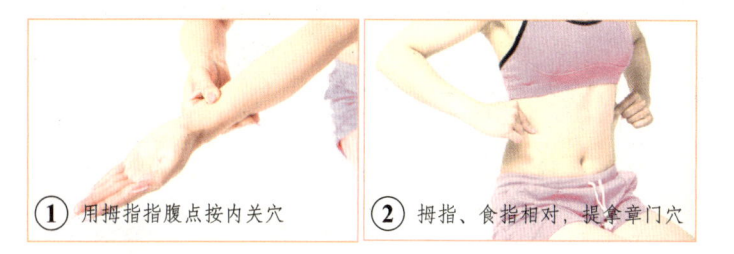

① 用拇指指腹点按内关穴

② 拇指、食指相对，提拿章门穴

他人按摩

1.被按摩者取仰卧位，按摩者用拇指指端按压眼眶壁上缘内侧凹陷处的止呃穴，至被按摩者感到酸胀为宜。
2.按摩者将手掌放在被按摩者的上腹部，以中脘穴为中心，沿顺时针方向按摩，反复50圈，至腹部发热为宜（见图③）。
3.按摩者用拇指指腹按压被按摩者的内关、膻中、气舍、足三里穴，每穴每次各2分钟。
4.被按摩者改为俯卧，按摩者用手指指腹沿脊柱两旁拿捏，并用力按压膈俞穴，上下反复3次。
5.按摩者双手握拳，用拳背自上而下搓背，至被按摩者感觉背部深层发热为宜（见图④）。

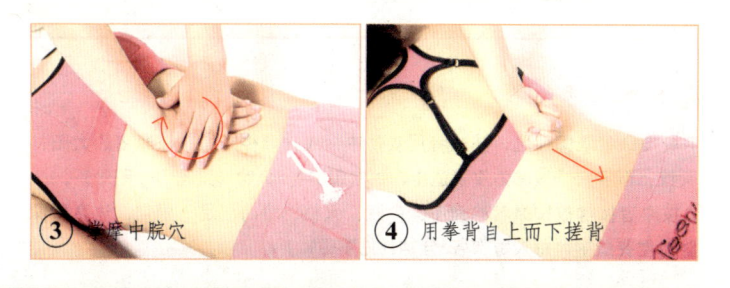

③ 掌摩中脘穴

④ 用拳背自上而下搓背

内科常见病：慢性肝炎

特效穴位

肝俞、胆俞、肾俞、大肠俞、膻中、中脘、章门、天枢、足三里、百会、头维、太阳

他人按摩

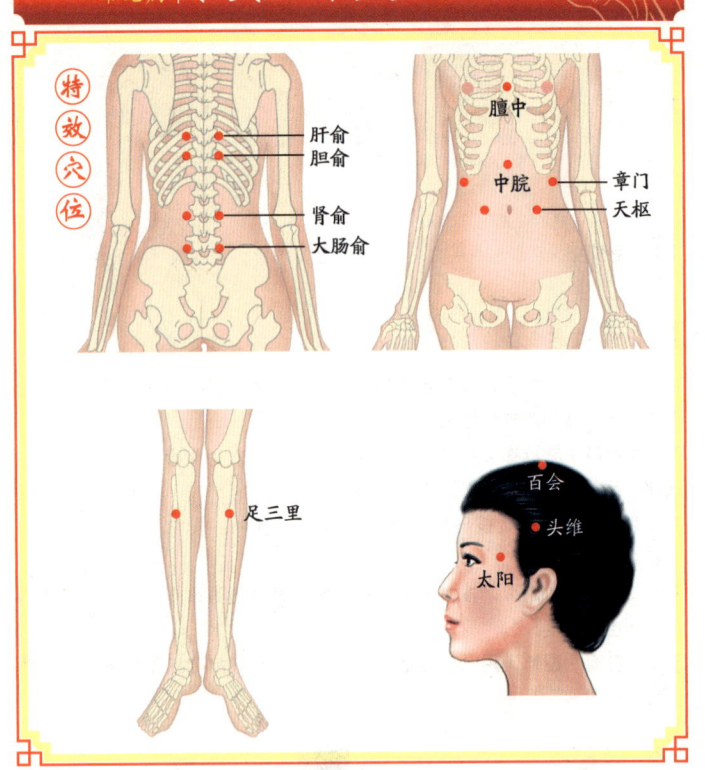

1. 被按摩者取仰卧位，按摩者用双手中指或按摩棒点按被按摩者的太阳、头维、百会穴，按摩力度要适中，每穴每次各3分钟（见图①、图②）。
2. 按摩者按揉被按摩者的膻中、中脘、天枢、章门、足三里穴，注意按揉时力度要适中，每穴每次各5分钟（见图③）。

3.被按摩者改为俯卧位,按摩者用双手拇指指腹按揉肝俞、胆俞、肾俞、大肠俞穴,注意按摩的力度要适中,每穴每次各5分钟(见图④)。

4.全身症状较多的被按摩者,可用综合手法进行40～60分钟的全身推拿按摩。

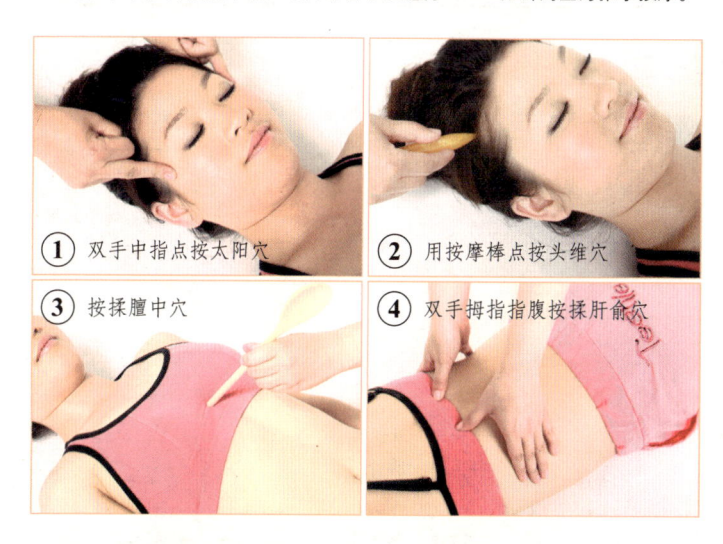

① 双手中指点按太阳穴

② 用按摩棒点按头维穴

③ 按揉膻中穴

④ 双手拇指指腹按揉肝俞穴

国医小课堂

慢性肝炎的食疗

◎红花3克、鸡肝25克(剁末),加入盐、葱各适量拌匀,再加入面粉100克,水适量,揉成面团做成红花鸡肝饼,在植物油中炸成金黄色,即可食用。

◎杏仁、红花、菊花各6克,水适量,先用大火煮沸,再改用小火煮10分钟。食用前可加入白糖适量。

◎葫芦25克、黄豆50克,水煎,1次饮完,1日3次,连续服用15～20日。

内科常见病 肠胃不适

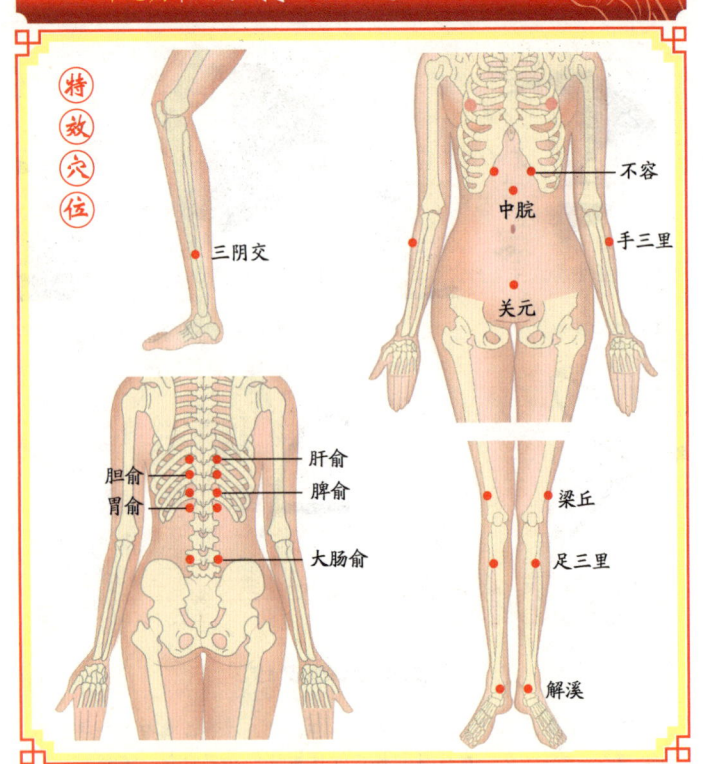

特效穴位

- 三阴交
- 不容
- 中脘
- 手三里
- 关元
- 胆俞
- 肝俞
- 胃俞
- 脾俞
- 大肠俞
- 梁丘
- 足三里
- 解溪

他人按摩

1.被按摩者取仰卧位，按摩者将双手拇指指尖重叠，按压中脘、关元穴，注意按压时用力要稍重，配合被按摩者的呼吸进行，反复10次，至被按摩者感到酸胀为宜。

2.按摩者将双手食指并拢按压不容穴，注意按压时用力要稍重，配合被按摩者的呼吸，反复20次（见图①）。

3.被按摩者取仰卧位，按摩者用拇指指腹按压被按摩者的梁丘、足三里、三阴交、解溪穴，每穴每次各3分钟，至被按摩者感到酸胀为宜（见图②）。

4.按摩者一手固定被按摩者的手臂，一手用拇指指腹按压手三里，每次3分钟，至被按摩者感到酸胀为宜。

5.被按摩者改为俯卧，按摩者用双手拇指沿脊柱两侧按压，注意按压时用力要稍重，配合被按摩者的呼吸，上下反复20次，至被按摩者感到热胀为宜（见图③）。

6.按摩者曲肘，用肘关节尖端沿脊柱两侧按压被按摩者的肝俞、胆俞穴，每穴每次各1分钟，然后沿脊柱两侧自上而下反复推压5次，至有热胀感为宜。

7.按摩者用拇指指腹按压被按摩者的脾俞、胃俞、大肠俞，注意按压时用力要稍重，每穴每次3分钟，至被按摩者感到酸胀为宜（见图④）。

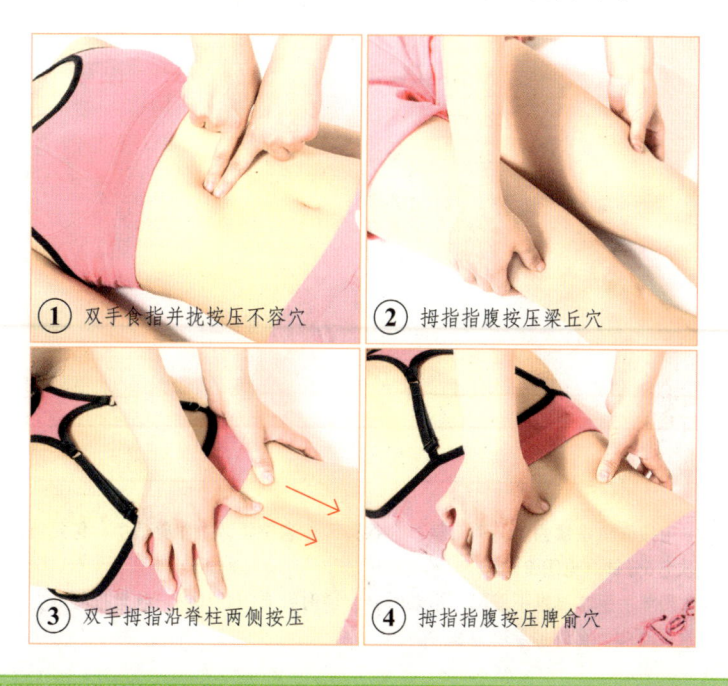

① 双手食指并拢按压不容穴

② 拇指指腹按压梁丘穴

③ 双手拇指沿脊柱两侧按压

④ 拇指指腹按压脾俞穴

内科常见病：腹泻

特效穴位

阳陵泉、筑宾、三阴交、大椎、脾俞、胃俞、大肠俞、小肠俞、期门、中脘、天枢、大巨、手三里、曲池、合谷

自我按摩

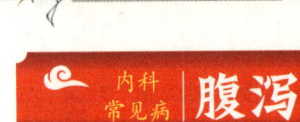

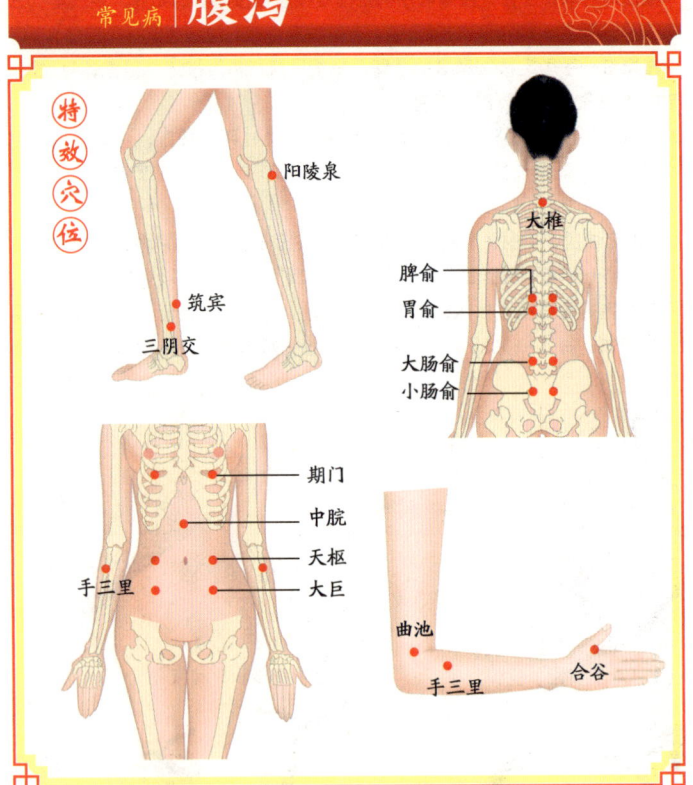

1. 用按摩棒按揉曲池、手三里、合谷穴，注意按揉时力度要适中，每穴每次各5分钟（见图①）。
2. 用单手手掌推摩下腹部，沿顺时针、逆时针方向各10圈，注意按揉的力度要适中，至感觉温热为宜。

3.用拇指指腹按揉或按压中脘、大巨、天枢穴，注意按揉或按压时力度要稍轻，每穴每次各2分钟（见图②）。
4.用拇指指腹按压三阴交、筑宾、阳陵泉穴，注意按压时用力要稍重，每穴每次各1分钟，至感觉酸胀为宜。

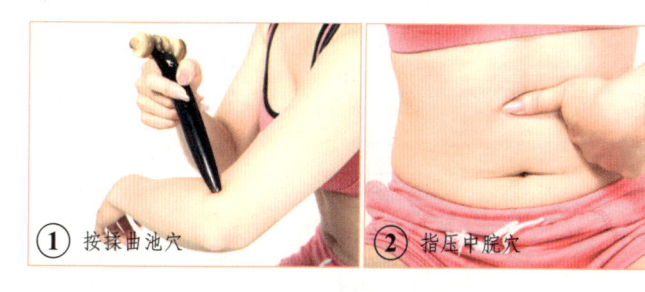

① 按揉曲池穴

② 指压中脘穴

他人按摩

1.被按摩者取俯卧位，按摩者用拇指指腹按压大椎穴，注意按压时用力要稍重，每次5分钟，至被按摩者感觉酸胀为宜（见图③）。
2.按摩者用拇指、食指沿被按摩者的脊柱两旁推拿、揉捏，自上而下反复10次；然后用拇指指腹按压大肠俞、小肠俞、脾俞、胃俞，注意按压时用力要稍重，每穴每次各1分钟。

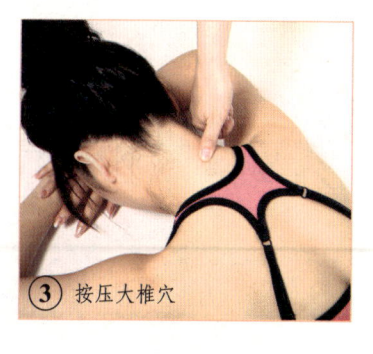

③ 按压大椎穴

3.被按摩者改为仰卧位，按摩者用拇指指腹按压大巨、中脘、天枢、期门穴，注意按压时用力要适中，每穴每次各1分钟。
4.按摩者一手固定被按摩者的手臂，一手按压被按摩者的曲池、手三里、合谷穴，按压时用力要稍重，每穴每次各1分钟，至被按摩者感觉酸胀为宜。
5.按摩者用拇指指腹按压被按摩者的三阴交、筑宾、阳陵泉穴，注意按压时用力要稍重，每穴每次各1分钟，至被按摩者感觉酸胀为宜。

内科常见病 | 便秘

特效穴位

- 肝俞
- 脾俞
- 胃俞
- 三焦俞
- 肾俞
- 大肠俞
- 小肠俞
- 阳溪
- 合谷
- 承山
- 三阴交
- 巨阙
- 中脘
- 神阙
- 天枢
- 手三里
- 大巨
- 关元
- 神门
- 足三里

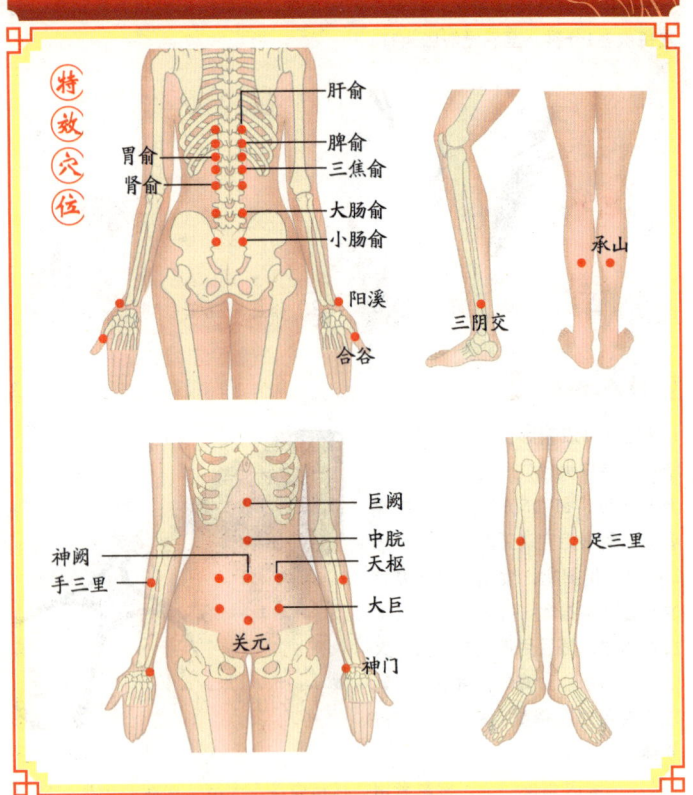

自我按摩

1. 双手重叠，掌心按压在脐部，以肚脐为中心推摩腹部，逐渐扩大范围，注意推摩时力度要适中，沿顺时针方向50圈，然后轻拍腹部15次。
2. 用拇指指腹按揉中脘、天枢穴，注意按揉时用力要稍轻，每穴每次2

分钟。
3.用按摩棒按压承山穴，每次1分钟，再拿捏承山穴周围的腓肠肌30次。口臭者可加按足三里穴1分钟，而腹冷痛者则可加按三阴交穴1分钟（见图①）。
4.用单手掌心沿顺时针方向按揉神阙穴，每次5分钟，至腹部肠鸣产生排气感和便意为宜（见图②）。

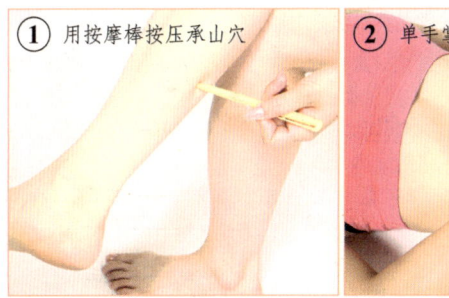

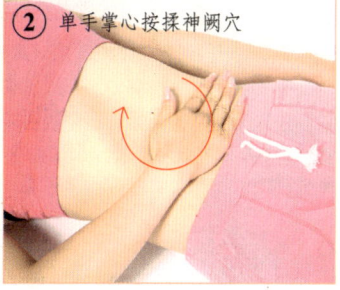

① 用按摩棒按压承山穴

② 单手掌心按揉神阙穴

他人按摩

1.被按摩者取仰卧位，按摩者用单手掌心顺时针推揉小腹部，注意按摩的力度要适中，每次5分钟。
2.按摩者用拇指指腹按揉被按摩者的中脘、天枢、关元、巨阙、大巨穴，注意按揉时力度要适中，每穴每次各2分钟。
3.按摩者用拇指指腹按揉被按摩者的手三里、三阴交、足三里穴，注

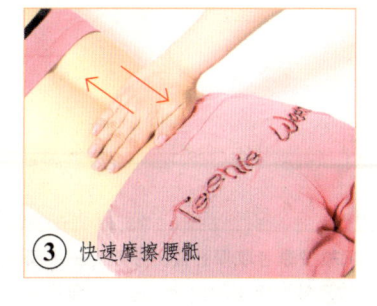

③ 快速摩擦腰骶

意按揉时用力要稍重，每穴每次各5分钟，至被按摩者感觉酸胀为宜。
4.被按摩者改为俯卧，按摩者用拇指指腹按揉脾俞、胃俞、肝俞、肾俞、大肠俞，每穴每次各5分钟，至被按摩者感觉酸胀为宜。
5.按摩者在被按摩者的腰骶部做上下快速摩擦动作，力度适中，至被按摩者感觉温热为宜（见图③）。

内科常见病 半身不遂

特效穴位：委中、曲池、温溜、阳溪、阳谷、内膝眼、外膝眼、足三里、太溪

他人按摩

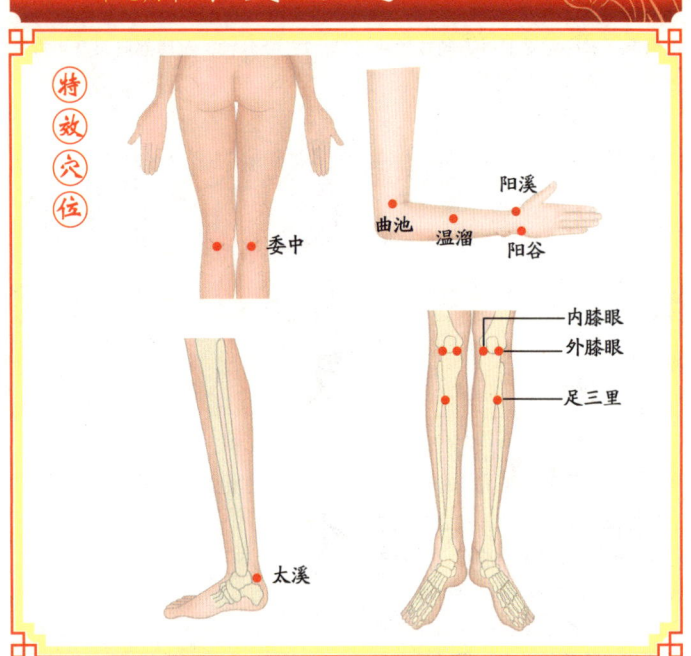

1. 被按摩者取仰卧位，按摩者一手固定被按摩者的手臂，另一手拇指指腹按压被按摩者的曲池、阳谷、温溜穴，注意按压时用力要稍重，每穴每次各3分钟（见图①）。

2. 按摩者用手掌沿被按摩者身体前正中线任脉行走，上下反复推摩10次，注意按摩的力度要适中（见图②）。

3. 按摩者一手握住被按摩者的脚踝，另一手用拇指指腹按压被按摩者的膝眼、足三里、委中、太溪穴，每穴每次各5分钟，然后慢慢轻度活动腿部，

反复5次（见图③）。

4.被按摩者改为俯卧位，按摩者用双手拇指、食指沿脊柱两旁按揉、提捏，自上而下反复10次，至被按摩者感觉酸胀为宜。

5.按摩者用双手手掌按压被按摩者左右肩胛骨内侧，自上而下反复进行，至被按摩者肌肤发热为宜（见图④）。

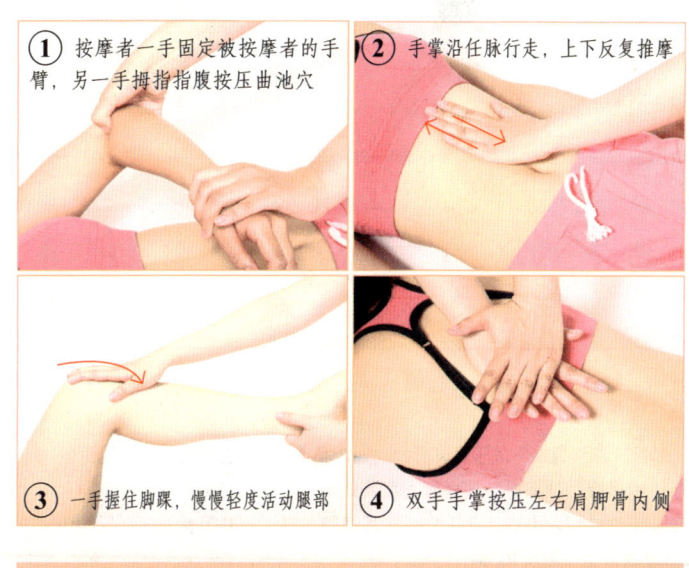

① 按摩者一手固定被按摩者的手臂，另一手拇指指腹按压曲池穴

② 手掌沿任脉行走，上下反复推摩

③ 一手握住脚踝，慢慢轻度活动腿部

④ 双手手掌按压左右肩胛骨内侧

国医小课堂

半身不遂的辅助疗法

◎生黄芪120克，赤芍5克，当归尾、地龙、川芎、桃仁、红花各3克，水煎服，每日一次。

◎桑葚、枸杞子、大枣各100克，水适量，先用大火烧沸，再改小火熬煮，直至熬成膏状食用，也可加入白糖适量服用。

内科常见病：贫血

特效穴位：完骨、期门、肝俞、命门、肾俞、气海俞、关元俞、小肠、胃、脾

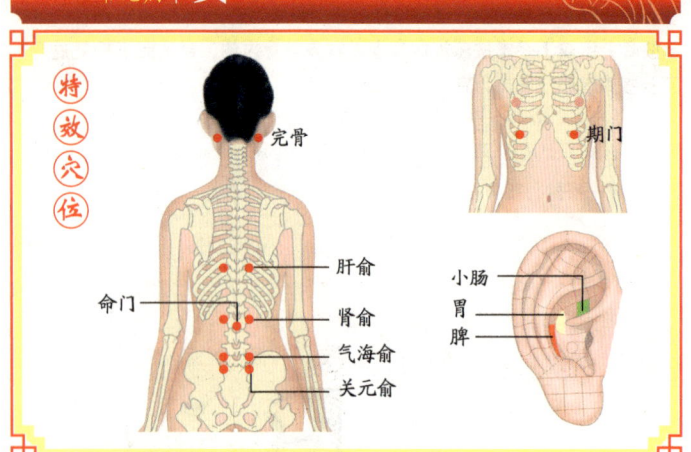

自我按摩

1. 仰卧，双手握拳，放于后背肝俞穴处，利用自身重力按压此穴（见图①）。
2. 中指指腹按揉完骨，按揉时力度要适中，每次3分钟。
3. 换坐位，用发卡或其他工具点按耳部脾、胃、小肠等反射区（见图②），力度要适中，每次3分钟。

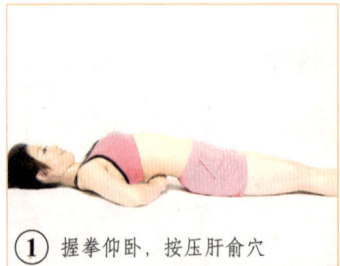

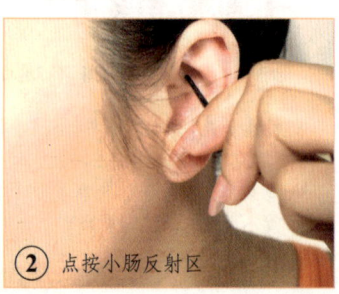

① 握拳仰卧，按压肝俞穴

② 点按小肠反射区

他人按摩

1.被按摩者取仰卧位，按摩者将食指、中指、无名指三指并拢，用指腹按揉被按摩者的期门穴及其周围，每次10分钟（见图③）。
2.被按摩者换俯卧位，按摩者先用手掌小鱼际侧面推摩脊柱两侧，再用滚法揉搓，注意按摩的力度要适中（见图④、图⑤）。
3.按摩者提捏被按摩者的关元俞、气海俞、命门、脾俞及肾俞穴，每穴每次各1~2分钟，注意按摩的力度要适中（见图⑥）。

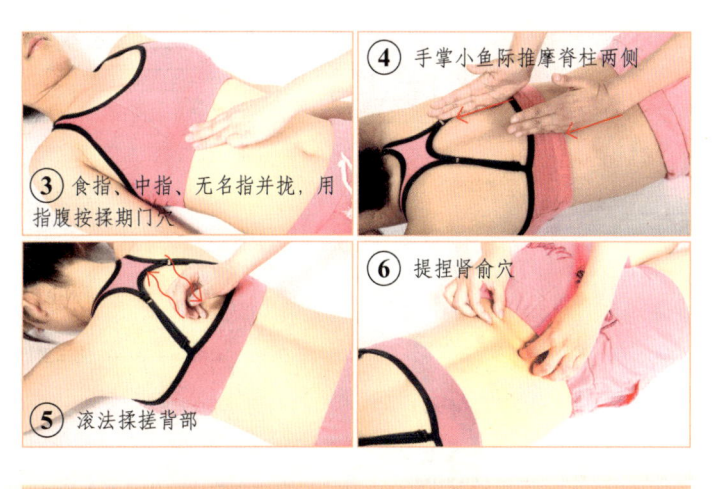

③ 食指、中指、无名指并拢，用指腹按揉期门穴

④ 手掌小鱼际推摩脊柱两侧

⑤ 滚法揉搓背部

⑥ 提捏肾俞穴

国医小课堂

粥补治贫血

◎ **阿胶粥**：阿胶15克，糯米100克，糯米洗净煮烂后加入碎阿胶，待阿胶融化后加入适量红糖，一日分两次服用。
◎ **黄芪牛肉粥**：新鲜牛肉、粳米各100克，黄芪10克，葱花、盐、鸡精、胡椒粉、水各适量，拌匀煮粥，每日2次，温服。

妇科常见病：月经不调

特效穴位

正面：中脘、气海、关元、子宫、中极

背面：脾俞、志室、肾俞、命门、上髎、次髎、中髎、下髎、合谷

腿部：血海、阴陵泉、中都、筑宾、三阴交、太溪、足三里、太冲

自我按摩

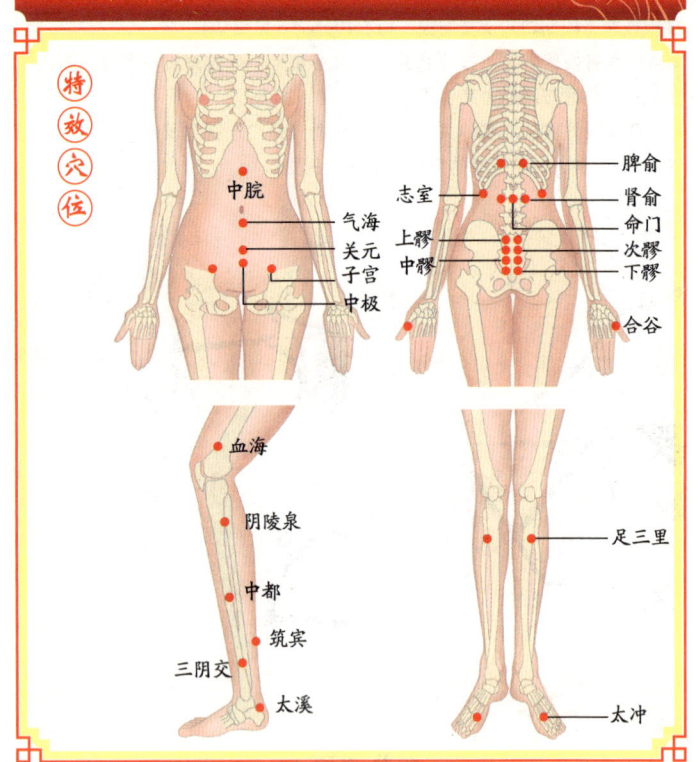

1.双手重叠掌心放在小腹上，沿顺时针方向推摩5分钟，推摩时用力要稍重，以10次/分的频率缓慢按摩，至小腹内有温热感为宜。

2.双手置于小腹侧面，从后向前朝外生殖器方向斜擦5分钟，至局部有温热感为宜。

3. 用双手食指、中指并拢缓慢的点揉子宫穴，点揉时用力要稍重，以感觉酸胀为宜，每次5分钟（见图①）。

4. 用按摩棒揉捻右脚太冲穴，以感觉酸胀为宜，每次5分钟，再以同样的手法揉捻左脚太冲穴。

5. 用拇指指腹揉捻三阴交，每次1分钟。

6. 拇指重叠按揉气海、关元、中极穴各1分钟，力度要适中。

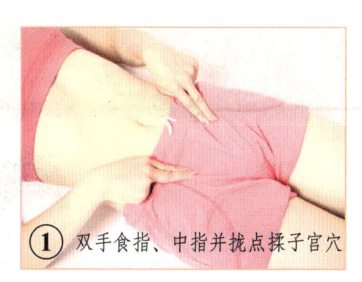

① 双手食指、中指并拢点揉子宫穴

他人按摩

1. 被按摩者取仰卧位，按摩者双手拇指重叠用指腹按压中脘穴3分钟；再用手掌掌心按揉小腹部，至产生温热感为宜（见图②）。

2. 按摩者一手固定被按摩者的手臂，一手用力按压、揉捏合谷穴3分钟。

3. 按摩者一手握住被按摩者的膝盖，一手按揉血海、阴陵泉、中都、筑宾等穴各1分钟（见图③）。

4. 被按摩者改为俯卧位，用掌根沿脊柱两旁推擦，反复10次，以感觉温热为宜。

5. 按摩者用拇指、食指揉捏被按摩者的肾俞、脾俞、志室穴各2分钟；再用拇指指腹按揉足三里、太溪、阴陵泉穴各2分钟。

6. 被按摩者改为坐位，用手掌从与肩胛下缘平齐的脊椎棘突下向两侧分腿，并沿肋间向胸部推摩30次。

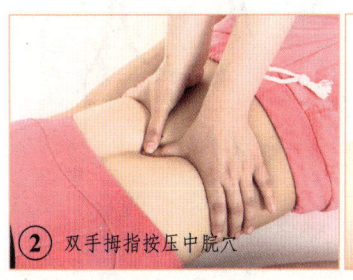

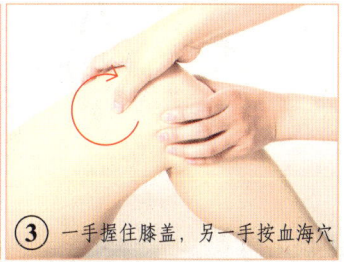

② 双手拇指按压中脘穴

③ 一手握住膝盖，另一手按血海穴

妇科常见病 乳房肿块

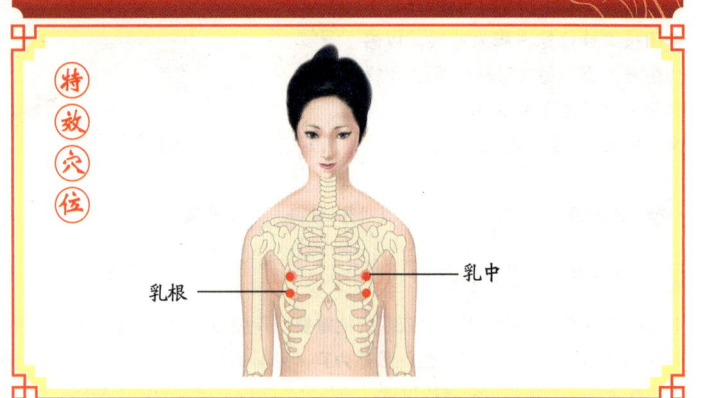

特效穴位

乳根　　乳中

自我按摩

1. 取坐位，充分暴露胸部，双手互相摩擦发热，用手掌掌面由乳房四周沿乳腺管轻轻向乳头方向推抚50次，注意按摩力度要适中（见图①）。
2. 用手掌小鱼际在红肿胀痛处轻揉，至肿块柔软为宜，每次2分钟。
3. 用拇指和食指提捏乳中穴，提捏时力度要适中，每次2分钟（见图②）。

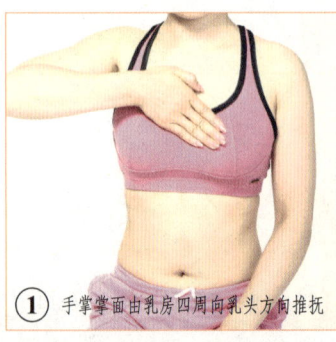

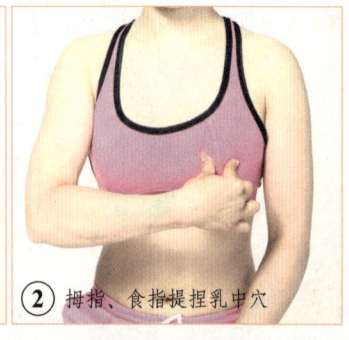

① 手掌掌面由乳房四周向乳头方向推抚

② 拇指、食指提捏乳中穴

4. 用中指指腹按揉乳根穴,按揉时力度要适中,每次2分钟(见图③)。
5. 用双手掌根推擦乳房外侧,推擦时力度要适中,每次10分钟(见图④)。

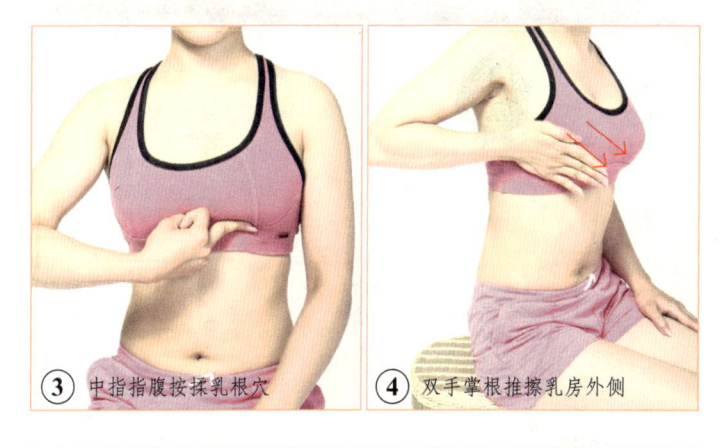

③ 中指指腹按揉乳根穴

④ 双手掌根推擦乳房外侧

国医小课堂

预防乳腺癌,自我保养

乳腺癌是妇科多发病症之一,已经成为现代女性高度关注的问题。专家提示,乳腺癌的高危人群大多是35岁以后才生育、40岁以上未曾哺乳或生育者;经常做X光透视或放射线治疗者;曾做过乳部和盆腔手术者;不常运动、有慢性精神压迫者;有乳腺癌或卵巢癌家族史者等。

日常生活中,女性要特别注重自我保养,尤其是用食疗帮助自己避免或治疗乳房疾病。

◎玫瑰花、菊花各10克,青皮5克,用沸水冲泡,代茶饮。
◎海带100克、排骨200克,小火炖煮至熟烂后食用。

妇科常见病 更年期综合征

特效穴位：百会、风池、肩井、肝俞、脾俞、肾俞、膻中、中脘、大巨、关元、曲骨、印堂、三阴交、足三里、涌泉

自我按摩

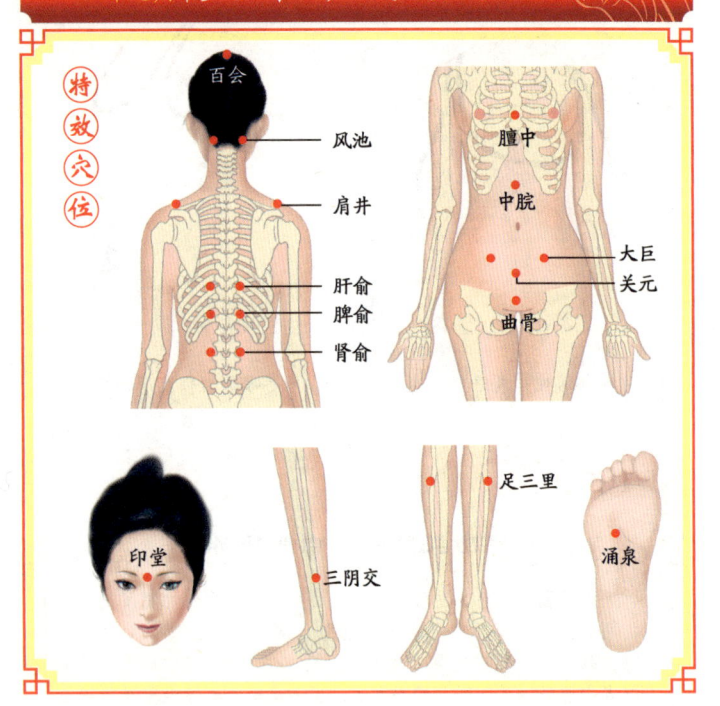

1. 用拇指指腹按压印堂、百会、风池、膻中、中脘、关元、曲骨穴，每穴每次各2分钟，注意按摩力度要适中。
2. 用手掌推摩两侧腋下，反复10次（见图①）。
3. 用手掌根部推拿大腿前面、小腿外侧，各30次，至感到温热为宜。
4. 用拇指指腹按压足三里、三阴交，每穴每次各3分钟，注意按摩力度要适中。
5. 用一手的中指指腹按压对侧肩井穴，每次3分钟（见图②）。

① 用手掌推摩两侧腋下

② 中指指腹按压对侧肩井穴

他人按摩

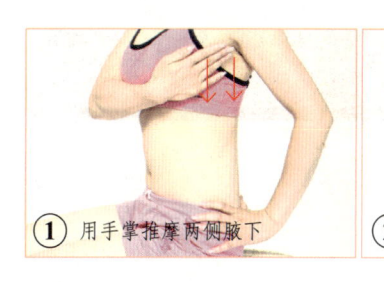

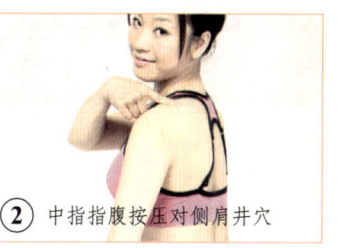

1.被按摩者取俯卧位，按摩者用掌根按揉腰部脊柱两侧3分钟（见图③）。

2.按摩者用拇指指尖点压被按摩者的大巨、肝俞、脾俞、肾俞穴，每穴每次各3分钟。

3.按摩者用掌心摩擦被按摩者的腰骶部，至感到微热为宜。

4.按摩者用单手食指、中指、无名指并拢摩擦涌泉穴，至被按摩者的脚心发热为宜。

5.被按摩者改为仰卧位，按摩者双手互相摩擦发热，用掌心沿逆时针方向按摩小腹，注意按摩力度要适中，每次5分钟。

6.按摩者用手掌根部按揉被按摩者的大腿内侧至膝内侧，由上向下，每侧反复按揉3分钟，注意按摩力度要适中（见图④）。

7.按摩者用双手拇指指腹按压被按摩者的百会、足三里，每穴每次各3分钟，至被按摩者感到酸胀为宜。

8.按摩者将双手五指分开成爪形，由前发际向后发际抹动，如十指梳头状，时间根据情况而定，至被按摩者头皮感觉发热舒适为宜。

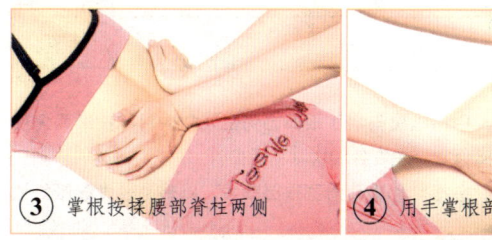

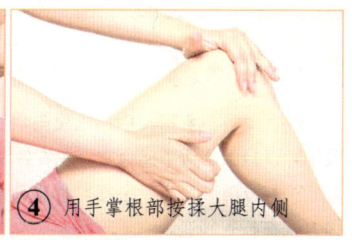

③ 掌根按揉腰部脊柱两侧

④ 用手掌根部按揉大腿内侧

男科常见病 | 阳痿

特效穴位

- 心俞
- 胃俞
- 脾俞
- 三焦俞
- 肾俞
- 命门
- 膀胱俞
- 中脘
- 神阙
- 气海
- 关元
- 中极
- 内关
- 阴廉
- 会阴
- 三阴交
- 涌泉
- 足三里
- 丰隆

自我按摩

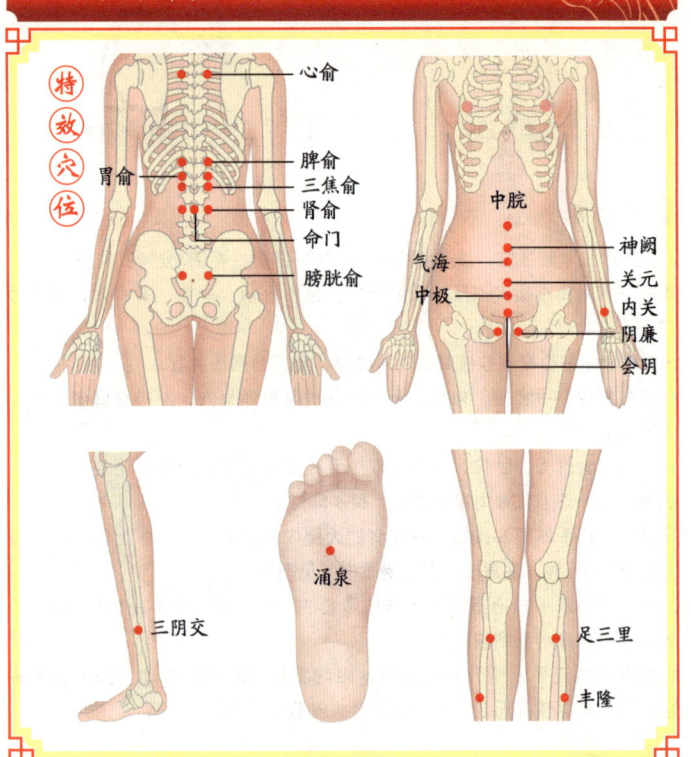

1.用双手拇指、食指、中指指腹向阴茎根部方向由外向内对称按摩两侧腹股沟，以轻柔舒适不痛为宜，左右各50次（见图①）。

2.用双手拇指、食指、中指对称捻动阴茎根部精索，以感到轻度酸胀舒适为宜，左右各50次。

3.用双手食指、中指托住同侧睾丸的下面,再用拇指按压其上,如数念珠一样轻轻揉搓两侧睾丸,以睾丸不痛或微酸胀感为宜,每次2分钟。

4.用单手食指、中指、无名指并拢摩擦涌泉穴,注意用力适中,每次5分钟,至脚心发热为宜(见图②)。

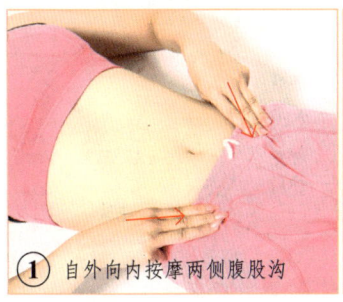

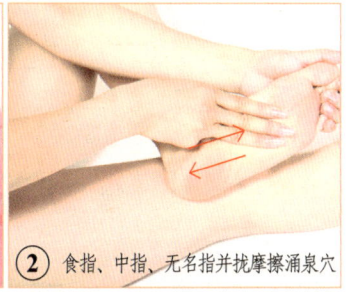

① 自外向内按摩两侧腹股沟

② 食指、中指、无名指并拢摩擦涌泉穴

他人按摩

1.被按摩者取仰卧位,按摩者用手掌掌根按揉神阙、关元、气海、中极等穴,注意按揉力度要适中,每穴每次各2分钟(见图③)。

2.按摩者用拇指指腹按揉被按摩者的足三里、丰隆穴,按摩时力度要适中,每穴每次各2分钟。

3.按摩者用手掌掌心沿逆时针按摩被按摩者的小腹,每次5分钟,至被按摩者感到温热为宜。

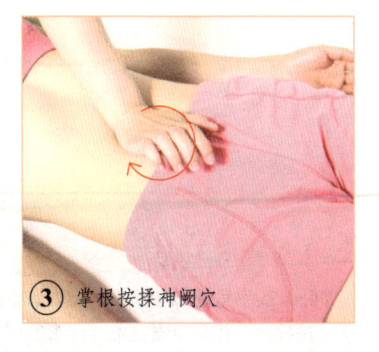

③ 掌根按揉神阙穴

4.被按摩者改为俯卧位,按摩者用双手拇指按揉命门、肾俞穴,按揉时力度要适中,每穴每次各3分钟,至感到酸胀感为宜。

5.按摩者用双手拇指按压被按摩者的腰骶部两侧,自上而下反复3次,然后按压会阴穴2分钟,注意按摩力度要适中。

6.按摩者用手掌小鱼际在被按摩者腰骶部做快速搓擦,至感到微热为宜。

男科常见病 — 前列腺疾病

特效穴位：五枢、间使、气海、关元、中极、内关、神门、会阴、足三里、丰隆、阴陵泉、三阴交、太溪、涌泉、合谷、外关

自我按摩

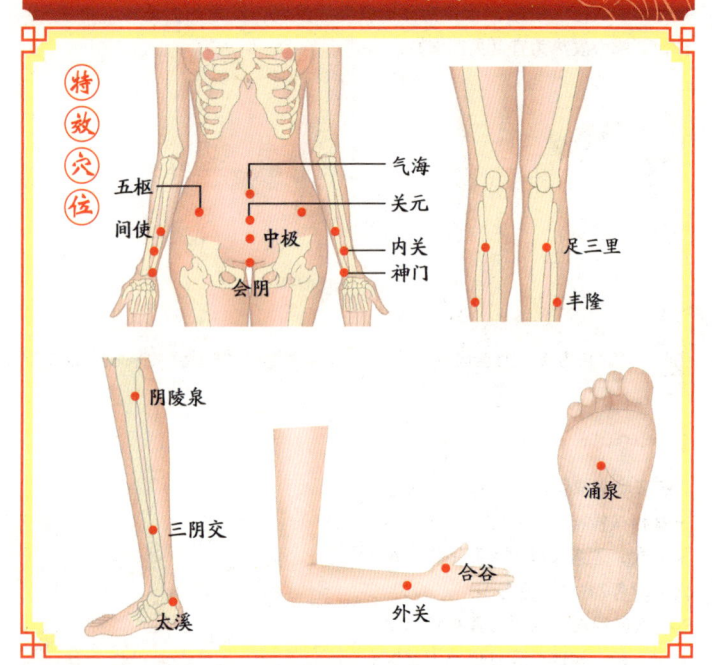

1. 仰卧，双手重叠按于脐下气海穴，沿顺时针、逆时针方向旋转按揉各30次，按揉时动作要缓慢轻柔（见图①）。
2. 用双手拇指和食指掐按中极、阴陵泉、三阴交穴，每穴每次各2分钟，注意掐按时力度要适中。
3. 食指、中指、无名指并拢，用指腹放在小腹部，轻轻按压，每次压1~2秒，反复20次（见图②）。
4. 将单手食指、中指、无名指并拢摩擦涌泉穴50次，至脚心发热为宜。

① 按揉气海穴

② 食指、中指、无名指并拢轻压小腹

【 他人按摩 】

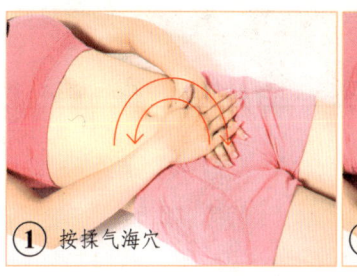

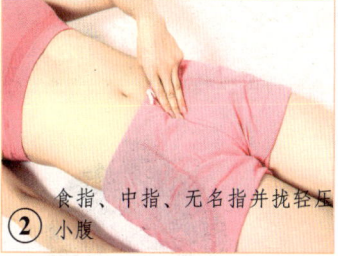

1.被按摩者取俯卧位，按摩者双手互相摩擦发热，用手掌横擦腰骶部，至被按摩者感到温热为宜（见图③）。

2.按摩者用手掌掌心沿逆时针按摩被按摩者的小腹，按摩力度要适中，每次5分钟，至被按摩者感到温热为宜。

3.按摩者用双手拇指指腹按压被按摩者的中极、关元、五枢、神门、内关、间使、外关、合谷、阴陵泉、三阴交、太溪穴，按压时力度要适中，每穴每次各2分钟。

4.被按摩者屈膝，按摩者用手掌用力揉搓其大腿内侧，从上至下，反复30次（见图④）。

5.按摩者用食指指腹按揉被按摩者的会阴穴，按揉时用力要稍轻，每次2分钟。

6.按摩者用单手食指、中指、无名指并拢摩擦被按摩者的涌泉穴50次，至脚心发热为宜。

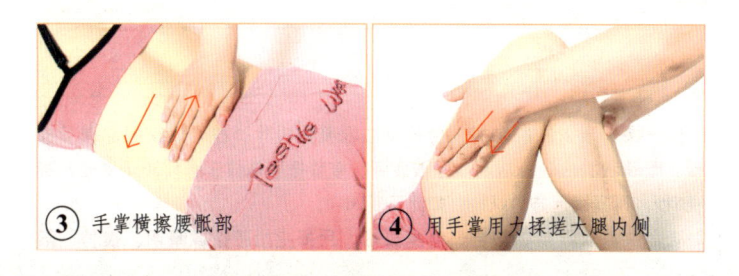

③ 手掌横擦腰骶部

④ 用手掌用力揉搓大腿内侧

五官科常见病 | 近视

特效穴位

穴位标注：印堂、攒竹、阳白、鱼腰、太阳、睛明、四白、承泣、迎香、肝俞、肾俞、阳陵泉、光明、肝、眼

自我按摩

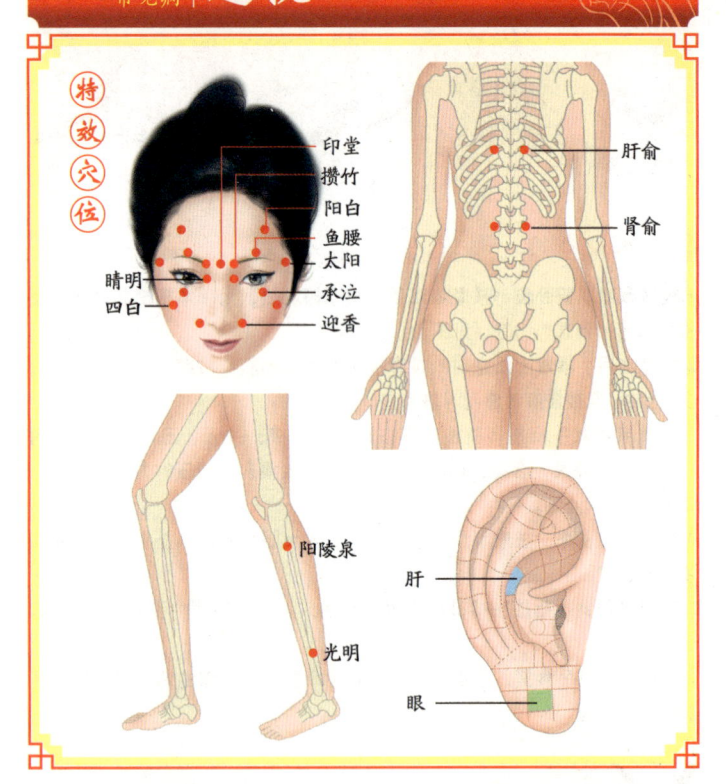

1.找一棵10米以外的绿树，全神贯注地凝视树叶25秒，促使眼部调节放松、眼睫状肌松弛，从而减轻眼疲劳。接着把手掌放于眼前30厘米处，凝视5秒，再凝视远方的绿树，如此反复20次。

2.取坐位，双眼自然闭合，全身放松，用拇指指腹按揉睛明、攒竹、阳

白、四白、印堂、承泣穴，按揉时力度要适中，每穴每次各3分钟，以产生胀痛感为宜（见图①）。

3.取耳穴左右耳眼、肝穴，将预贴有王不留行籽的胶布贴于选用的穴位上，每日按压3~4次，每次每穴各按压2~3分钟，以产生酸、胀、痛、麻、热等感觉为度，保留3~5天。

4.用夹子捏夹耳垂。

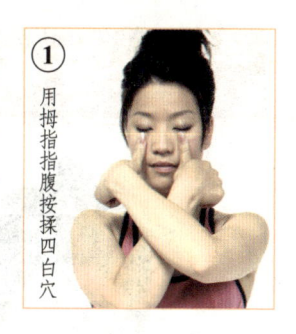

他人按摩

1.被按摩者取坐位，按摩者将食指和中指并拢，沿顺时针、逆时针方向按压被按摩者的眼周，按压时力度要适中，每个方向各3圈（见图②）。

2.按摩者用双手食指指腹按揉被按摩者的睛明穴，注意力度要适中。

3.按摩者用双手食指指腹按揉被按摩者的阳白穴，每两日按揉一次。

4.按摩者用食指和中指分别捏拿被按摩者的上下眼睑，快拿快放，注意力度适中。

5.按摩者用中指指背滑拨被按摩者的上下眼眶（见图③），注意按揉时力度要适中。

6.按摩者用双手拇指揉压被按摩者两侧的颈肌，其余手指分托下颌与后枕，微微向上提伸，注意按揉的力度要适中。

7.按摩者用拇指指腹按压被按摩者的肝俞、肾俞、阳陵泉、光明穴各2分钟。

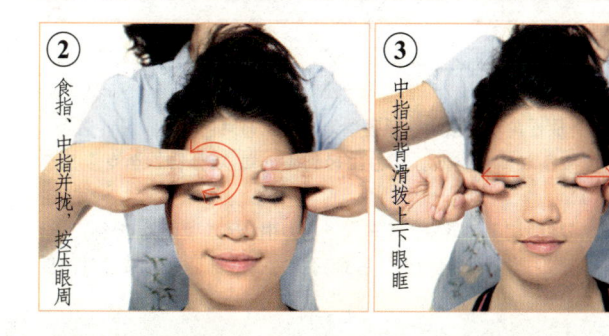

五官科常见病 | 牙痛

特效穴位

面部穴位：四白、巨髎、地仓

手臂穴位：内关、孔最、少海

侧面穴位：太阳、下关、颊车、大迎、风池、天柱、翳风

手臂穴位：曲池、阳溪、合谷、阳谷

自我按摩

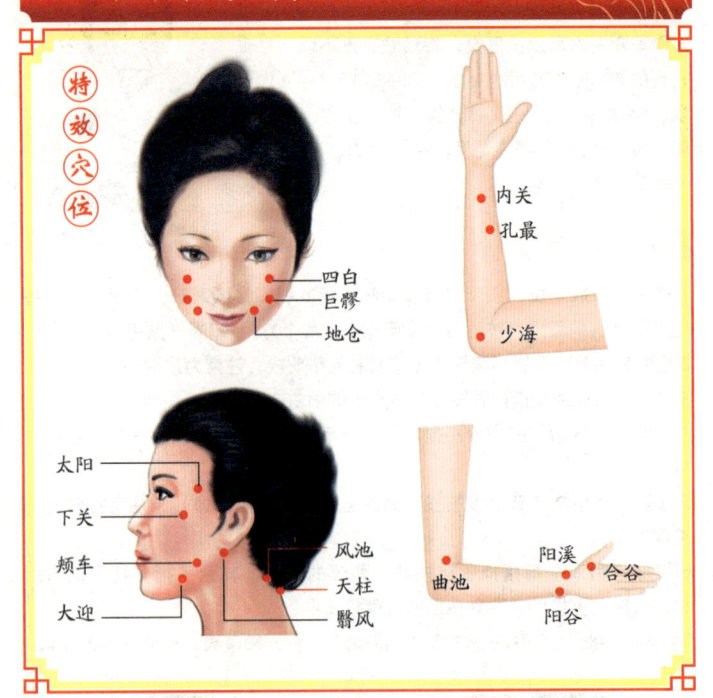

1. 取坐位，全身放松，双眼微闭，呼吸调匀，静息2分钟。
2. 用拇指指腹按压对侧合谷穴，用力由轻到重，每次1分钟，至有温热感为宜（见图①）。
3. 用中指指腹按揉同侧面部下关、颊车穴，用力由轻到重，每次1分钟。
4. 用双手拇指指腹按揉同侧风池穴，其余四指放在头部两侧，按揉时力度要适中，每次1分钟（见图②）。

5.用拇指指腹按压对侧少海、阳溪穴，按压时力度要适中，每次1分钟。
6.用双手掌心按揉同侧面颊，按揉时力度要适中，每次1分钟，以面颊发热为宜。

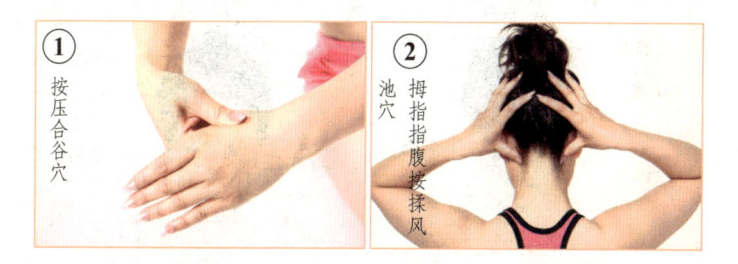

① 按压合谷穴

② 拇指指腹按揉风池穴

他人按摩

1.被按摩者取坐位，按摩者用中指指腹点压下关穴，每次1分钟，至被按摩者感到酸胀为宜。
2.按摩者用中指指腹按压被按摩者的巨髎穴，每次2分钟，直至被按摩者感到酸胀为宜（见图③）。
3.按摩者用中指指腹按压被按摩者的颊车穴，每次3分钟，按压时用力要稍重，至被按摩者感到酸胀为宜（见图④）。
4.按摩者用双手拇指指腹按压被按摩者的风池穴，每次2分钟，至被按摩者感到酸胀为宜。
5.按摩者用拇指指腹按压被按摩者的太阳、内关、孔最、合谷、天柱、翳风穴，每穴每次各3分钟，按压时力度要适中，至被按摩者感到酸胀为宜。

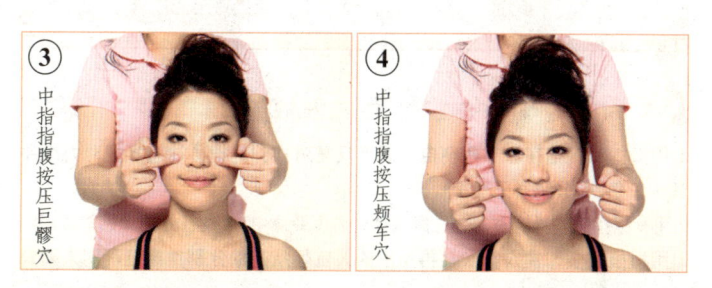

③ 中指指腹按压巨髎穴

④ 中指指腹按压颊车穴

五官科常见病：慢性鼻炎

特效穴位

标注穴位：百会、风池、天柱、大椎、肩井、大杼、风门、肺俞、通天、印堂、攒竹、鱼腰、睛明、太阳、迎香、四白、天突、中府、合谷、尺泽、曲泽

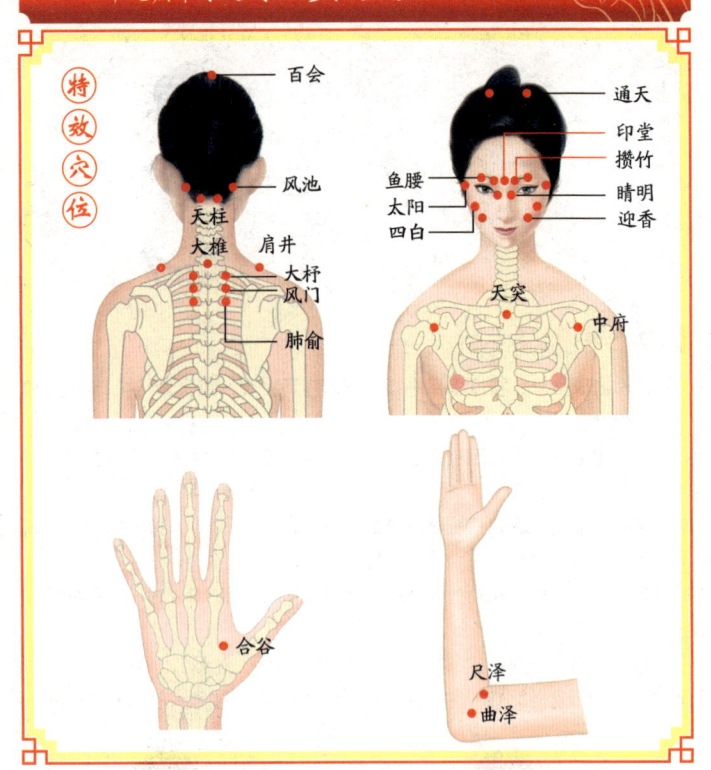

自我按摩

1. 用拇指和食指在鼻部两侧自上而下反复对揉、对捏，注意揉捏时力度要适中，每次5分钟（见图①）。
2. 用食指指腹按揉迎香穴，注意按揉时力度要适中，每次1分钟（见图②）。
3. 用拇指推按印堂穴50次，再用手的大鱼际从前额分别推抹至两侧太阳穴

处，反复20次，注意按摩的力度要适中。

4.用双手拇指指腹按揉中府、尺泽、合谷、风池穴，力度适中，每穴每次各1分钟。

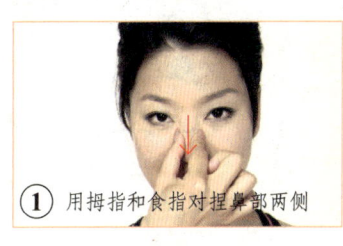

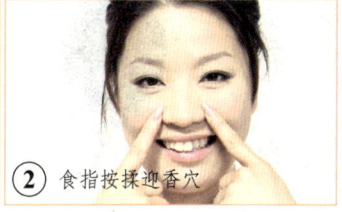

① 用拇指和食指对捏鼻部两侧

② 食指按揉迎香穴

他人按摩

1.被按摩者取仰卧位，按摩者用双手拇指指腹从印堂向两侧太阳穴按推，按推时用力要稍重，反复10次（见图③）。

2.按摩者用拇指从被按摩者的印堂穴沿鼻梁两侧推摩到迎香穴，反复10次。

3.按摩者用中指指侧摩擦被按摩者的鼻翼两侧，上下反复10次（见图④）。

4.按摩者用拇指指腹按压被按摩者的攒竹、鱼腰、太阳、四白、迎香、合谷穴，按压时力度要适中，每穴每次各3分钟。

5.被按摩者改为俯卧位，按摩者用手掌抓捏颈后及背部后正中线两侧，自上而下，反复5次，再从颈部向两侧肩部做提拿动作，反复5次。

6.按摩者用双手拇指指腹按揉被按摩者的风池、大椎、肩井、肺俞穴，每穴每次各2分钟。

7.按摩者用手掌小鱼际沿脊柱两侧摩擦，以被按摩者感觉酸胀为宜。

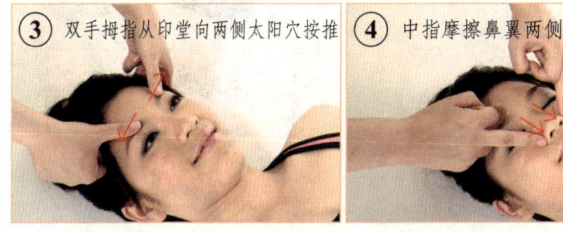

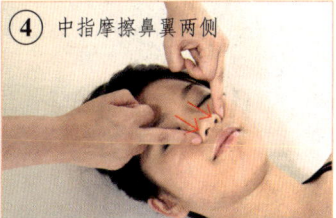

③ 双手拇指从印堂向两侧太阳穴按推

④ 中指摩擦鼻翼两侧

五官科常见病 | 咽喉肿痛

特效穴位：风池、大椎、天突、人迎、天鼎、水突、合谷

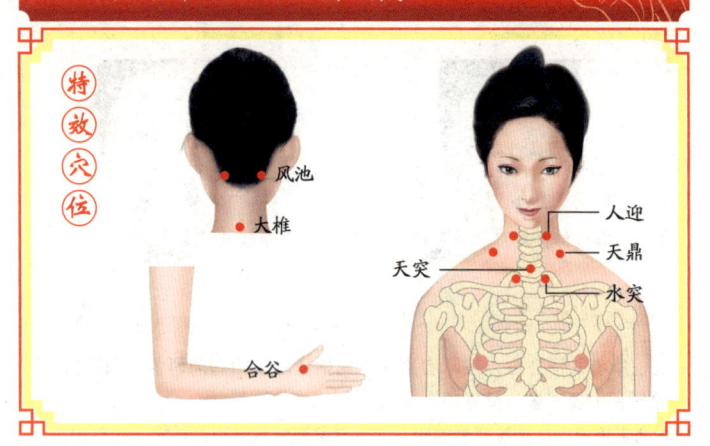

自我按摩

1. 双手拇指指腹按揉人迎穴，用力稍轻，每次1分钟。
2. 用双手拇指指腹放于喉结两旁，然后向锁骨上窝推揉，反复20次（见图①）。
3. 用拇指指腹点压合谷穴，每次1分钟，注意按揉力度要适中。
4. 用拇指和食指、中指对捏后颈大椎穴及其周围，一张一弛，反复30次（见图②）。
5. 用手掌在颈后横向搓擦，反复30次，至感觉温热为宜。

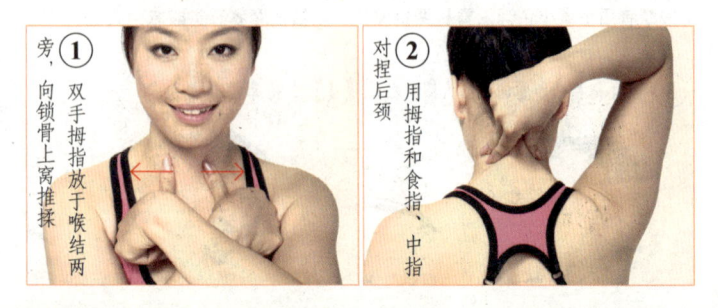

① 双手拇指放于喉结两旁，向锁骨上窝推揉

② 用拇指和食指、中指对捏后颈

他人按摩

1.被按摩者取坐位，按摩者用中指指腹按压水突、天突穴，按压时力度要适中，每穴每次各3分钟，至被按摩者感觉酸胀为宜（见图③）。
2.按摩者一手握住被按摩者的手腕，用另一只手拇指按压合谷穴，按压时用力要稍重，每次3分钟。
3.按摩者用双手拇指指腹按压被按摩者的风池、天鼎、人迎穴，按压时力度要适中，每穴每次各3分钟（见图④）。

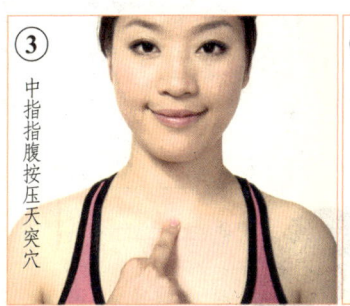

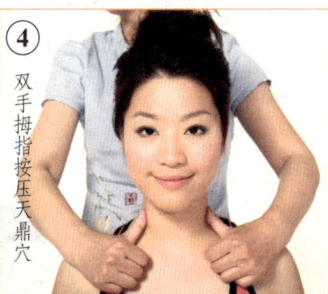

③ 中指指腹按压天突穴

④ 双手拇指按压天鼎穴

国医小课堂

缓解咽喉肿痛的注意事项

咽喉肿痛多表现为咽喉部红肿疼痛、吞咽不适、扁桃体周围脓肿等不良症状。平日里，患者要多留心个人饮食生活规律。

◎合理安排生活，保持心情舒畅，避免过度劳累，特别是要杜绝晚上工作过度。

◎注意少食辛辣食物，不吃油腻、难消化的食物，宜吃清淡、酸甘、滋阴的食物，如水果、新鲜蔬菜等。也可以用白茅根、菊花、薄荷和粳米同煮食用。

外科常见病：落枕

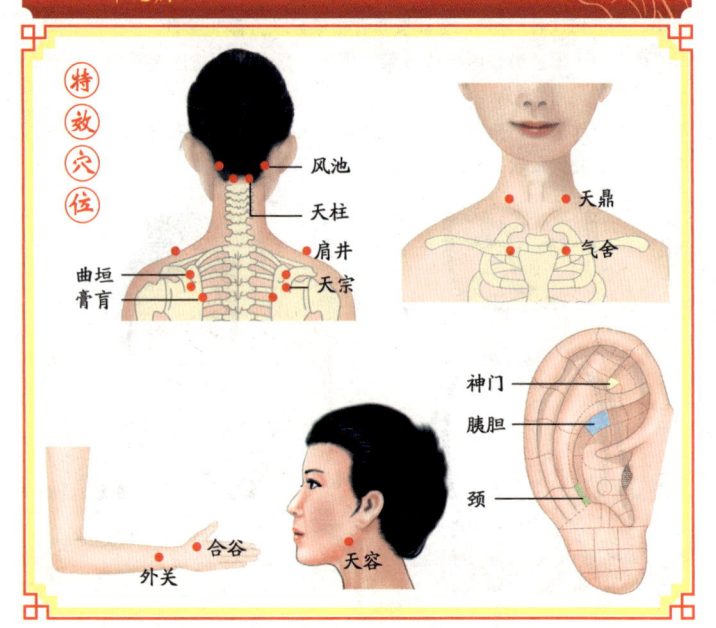

特效穴位

风池、天柱、肩井、天宗、曲垣、膏肓、天鼎、气舍、神门、胰胆、颈、合谷、外关、天容

自我按摩

1.取耳穴上神门、颈、胰胆反射区，每次每侧耳取三穴，将贴有王不留行籽的胶布贴在选用的穴位上，每日按压3~4次，每次每穴各按压2~3分钟，以产生酸、胀、痛、麻、热等感觉为度，最好保留3~5天。

2.用拇指指腹按压合谷、外关穴，用力要重，每穴每次各1分钟，同时转动颈部，至颈部疼痛缓解为宜。

3.双手交叉放在颈后，用手掌慢慢揉擦颈项两旁10次，至颈项局部感觉微热为宜（见图①）。

4.用手掌侧面轻轻擦刮颈项及肩井穴部位，注意按摩力度要适中，每次3分钟。

5.双手握拳,轻轻捶打对侧肩膀,再慢慢转动颈部,每次5分钟(见图②)。

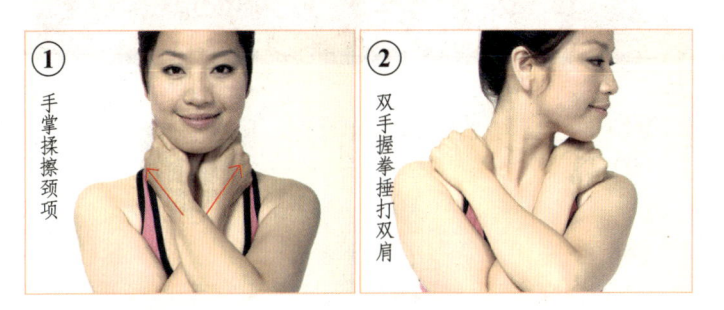

① 手掌揉擦颈项

② 双手握拳捶打双肩

他人按摩

1.按摩者用拇指指腹用力按压、揉捏被按摩者的天柱、风池穴各2分钟,同时,嘱咐被按摩者转动颈部。
2.按摩者用拇指指腹用力按压、揉捏被按摩者的天宗穴,每次2分钟,至被按摩者感觉肩背酸胀、上肢发软无力为宜。
3.按摩者用拇指指腹按压被按摩者颈肩部最疼痛的部位,用力由轻到重,以患者所能忍受的程度为宜(见图③)。
4.按摩者用双手按揉颈肩部,方向从上到下,从中央到两边,用力由轻到重,反复按摩50次,至被按摩者的颈肩部感觉温热为宜。
5.按摩者双手轻轻提拉被按摩者的头颈,并慢慢地左右转动头部,逐渐加快转动频率,左右缓慢转动各15次(见图④)。

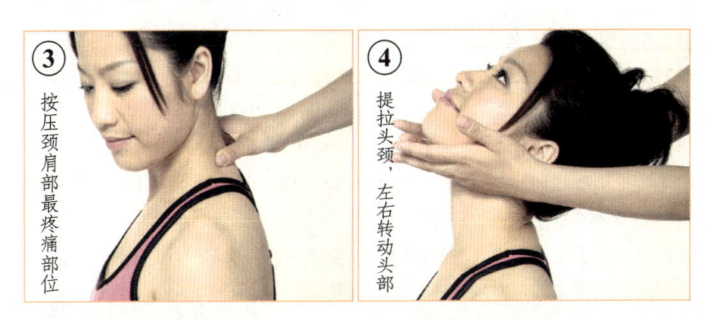

③ 按压颈肩部最疼痛部位

④ 提拉头颈,左右转动头部

外科常见病 | 颈椎病

特效穴位

肩髃、曲泽、少海、尺泽、内关、大陵、神门、风池、天柱、大椎、肩井、曲垣、天宗、极泉、曲池、合谷

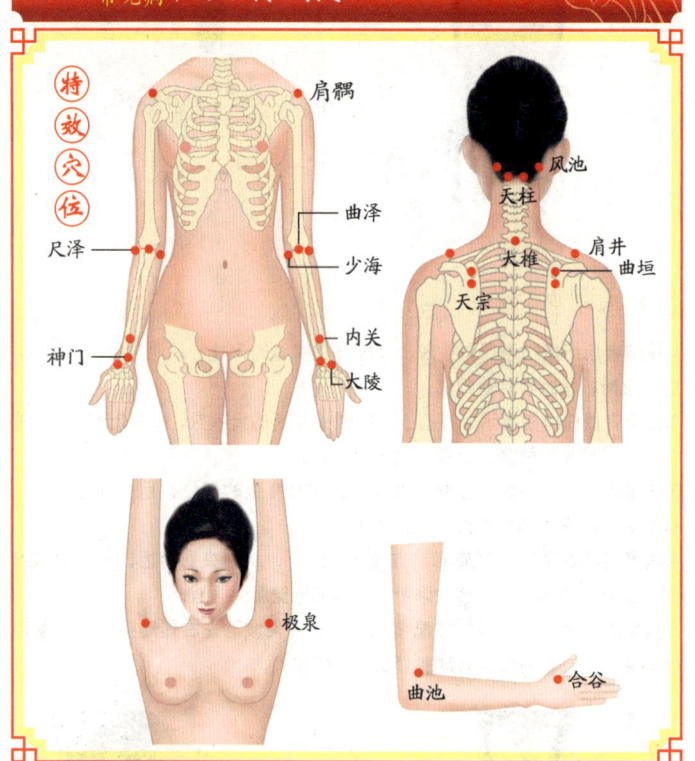

自我按摩

1. 用双手拇指指腹按压风池穴，按压时力度要适中，每次2分钟，至产生酸胀、麻木为宜。
2. 用中指指腹按压大椎穴，按压时力度要适中，每次2分钟（见图①）。
3. 用双手拿捏头部，力度由轻到重，反复5次。

4.用双手中指指腹按压颈椎旁,边揉边移动,上下反复5次。

5.用按摩板摩擦颈部,至产生温热感为宜。

6.用双手固定颈后部,前后俯仰头10次,注意速度要缓慢均匀。

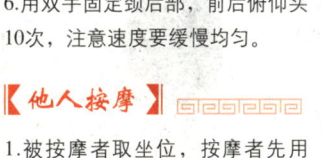

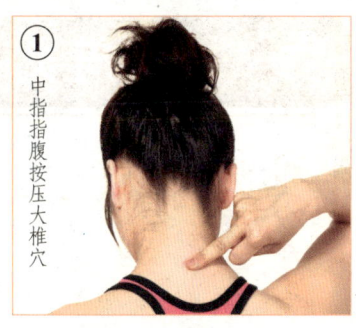

【他人按摩】

1.被按摩者取坐位,按摩者先用双手拇指指腹按揉风池穴,每次按揉2分钟;然后从风池穴拿捏到肩背部,上下反复10次;最后用力点按风池穴(见图②)。

2.按摩者用双手拇指、食指指腹拿捏被按摩者的肩井穴30次,然后用食指、中指、无名指沿颈部正中的颈椎棘突及其两侧颈部肌肉,从上向下按压、刮擦20次,至有发热感为宜。

3.按摩者用双手拇指指腹点按被按摩者的天宗穴,再用掌根按揉其肩胛,各2分钟。

4.按摩者用双手拇指、食指指腹拿捏被按摩者腋窝下的极泉穴15次。

5.按摩者用双手拇指、食指、中指指腹拿捏被按摩者的两侧颈项部,每次2分钟。

6.按摩者用左手虎口托住下颌,右手掌面托住后颈,沿垂直方向向上牵引被按摩者的头部,用力由轻到重,持续3分钟(见图③)。

7.按摩者用双手小鱼际轻轻击打被按摩者的颈肩部,然后甩动其双手手臂。

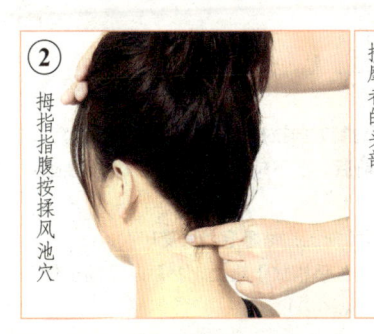

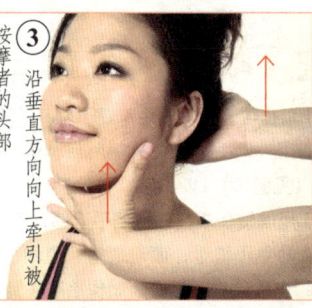

外科常见病 肩周炎

特效穴位

气舍、云门、尺泽、极泉、风池、天柱、肩井、肩髃、大椎、肩髎、曲垣、天宗、肩贞、肾俞

自我按摩

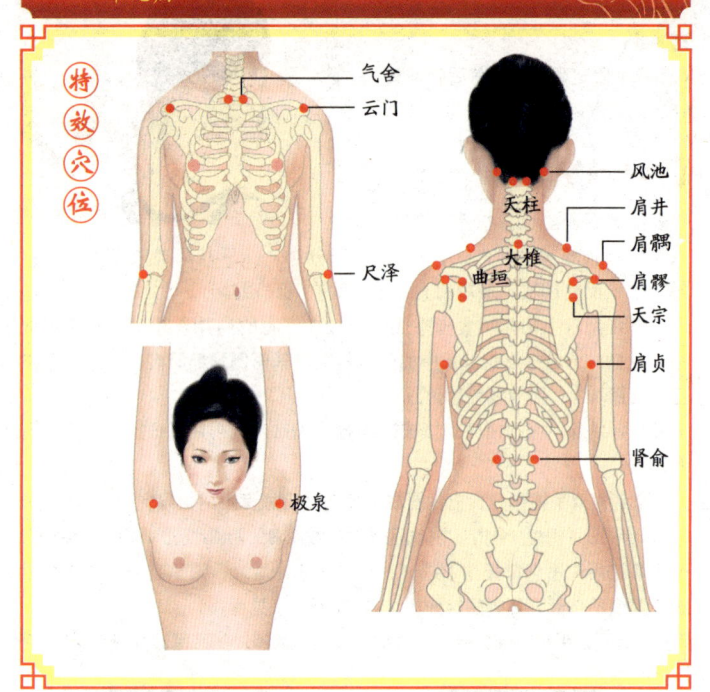

1. 取坐位，用健侧手掌置于患肩沿顺时针方向按揉50次，以感觉温热为宜。
2. 用健侧手掌托住患侧肘部，进行前后、上下辅助摆动，注意力度要适中（见图①）。
3. 用健侧手掌托住患侧手腕部，缓缓地向上抬举患肩，反复10次。
4. 站立于墙边，面对墙壁，患侧手臂、手指放于墙上，然后从下向上做手指爬墙动作，尽量随动作抬高手臂（见图②）。

① 手掌托住患侧肘部上下摆动

② 手臂做爬墙动作

【他人按摩】

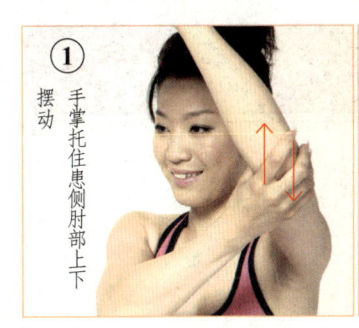

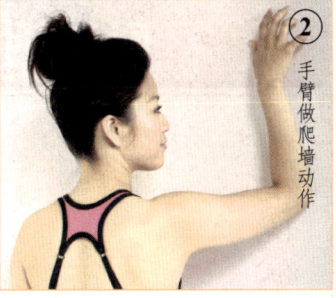

1.被按摩者取俯卧位，按摩者用双手拇指指腹按压天宗穴，同时用其余四指抵住腋下的极泉穴，每穴每次各5分钟。

2.按摩者一手托住被按摩者的手臂，另一手拇指指腹按揉肩井、肩髃、肩髎、肩贞穴，每次每穴各1分钟，注意按揉的力度要适中（见图③）。

3.按摩者用手指抓捏被按摩者肩后大筋，用拇指、食指按压极泉穴，各5次。

4.按摩者一手握住被按摩者的肩部，另一手握住腕部，以肩关节为中心做旋转运动，幅度由小变大，注意按揉的力度要适中（见图④）。

5.按摩者双手握住被按摩者的患肢腕部，分别向上、下、左、右方向先牵后摇，每次5分钟。

6.按摩者双手分别置于患肩前后做环旋运动，再用扣法轻击肩周，反复15次。

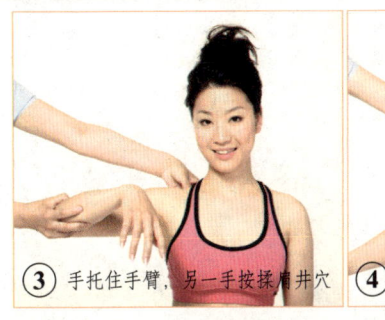

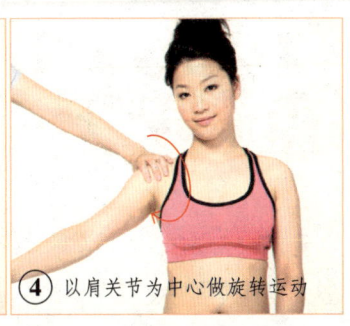

③ 手托住手臂，另一手按揉肩井穴

④ 以肩关节为中心做旋转运动

外科常见病 | 网球肘

特效穴位：曲池、手三里、尺泽、曲泽、侠白

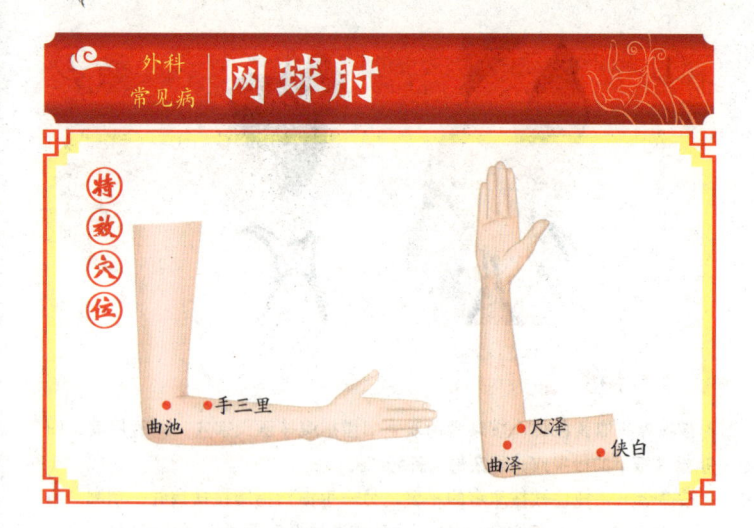

他人按摩

1. 被按摩者取坐位，肘关节自然屈曲，按摩者用拇指指腹点按、揉捏疼痛部位（见图①）。
2. 按摩者用拇指指腹点按被按摩者的手三里、曲池穴，点按时用力要稍重，每次3~5分钟，点按后在穴位局部再轻微按揉片刻结束（见图②）。
3. 被按摩者患处肘关节握拳外旋，按摩者一手托住被按摩者的前臂，另一

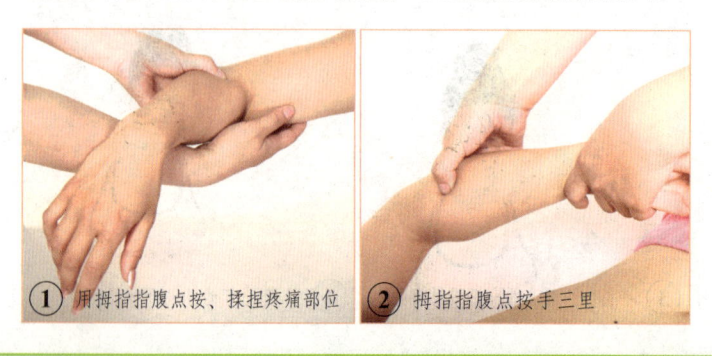

① 用拇指指腹点按、揉捏疼痛部位

② 拇指指腹点按手三里

手从腕部到肘部做揉捏10次，再从腕部推到肘部，反复10次（见图③）。
4.按摩者在被按摩者肘关节外侧的疼痛处点捏、点压，反复5次。
5.按摩者用拇指指腹按压被按摩者的侠白、尺泽、曲泽穴，按压时用力要稍重，每穴每次各5分钟，至产生酸胀感为宜（见图④）。
6.按摩者双手揉捏被按摩者的整个手臂，自上而下，力度适中，反复10次。

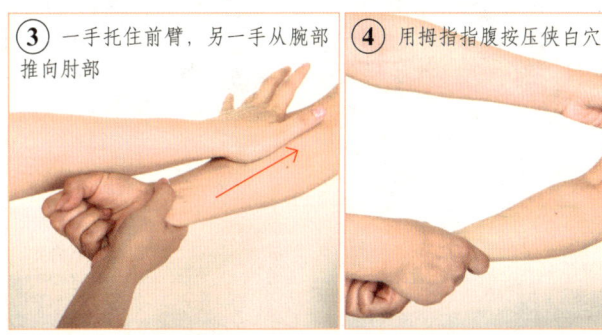

③ 一手托住前臂，另一手从腕部推向肘部

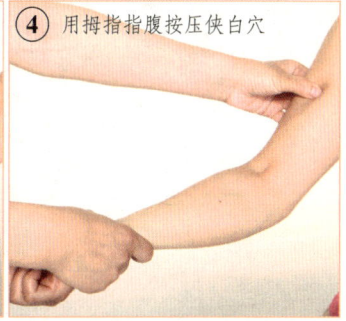

④ 用拇指指腹按压侠白穴

国医小课堂

网球肘的日常保健

网球肘也称肱骨外上髁炎，以肘部疼痛、腕和前臂旋转功能障碍为主症。网球肘是网球运动员的常见病，30～60岁的手工劳动者，如木匠和房屋粉刷工、中老年纺织女工的发病率也很高。一般情况下，只要做好预防措施，网球肘是很好治愈的。

◎每次打球要有效地使用弹力绷带和护肘，打球后，要重视有效按摩手臂，使肌肉放松不僵硬，减少网球肘的产生。

◎在急性发作期，如果疼痛剧烈，可用冰敷缓解疼痛，冰敷时间以10～15分钟为宜，时间过长，会冻伤皮肤。需注意，在受伤后3个星期内不要做损伤肘部的动作，两个月后方可恢复。

外科常见病 | 肋间神经痛

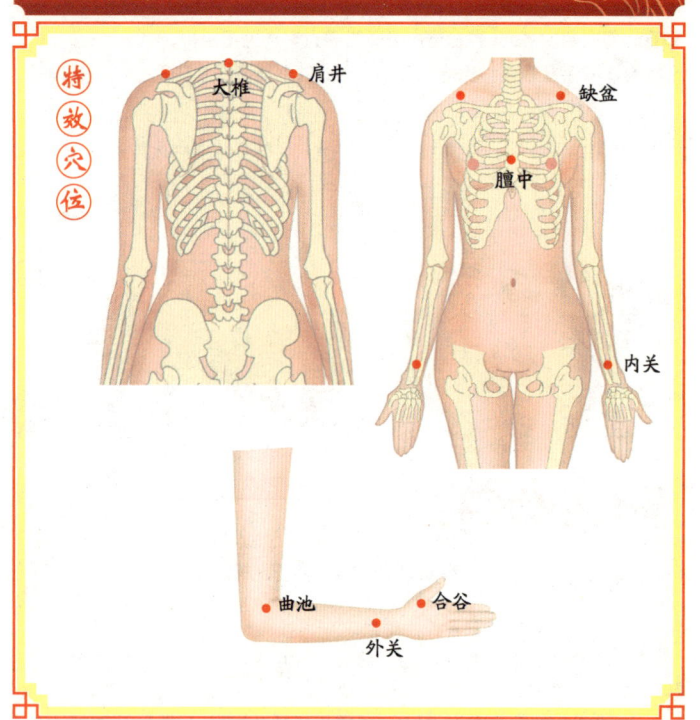

特效穴位：大椎、肩井、缺盆、膻中、内关、曲池、合谷、外关

自我按摩

1. 将右手除拇指外的其余四指并拢，紧贴在大椎穴上，力度适中，反复推擦1分钟，至感觉发热为宜（见图①）。

2. 将一手食指指腹放在对侧肩部肩井穴上，按揉1分钟，力度适中，双肩交替进行（见图②）。

3. 将一手拇指指腹放在对侧曲池穴上，其余四指附在肘后按揉1分钟，力度

① 推擦大椎穴

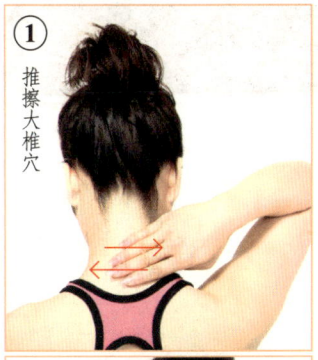

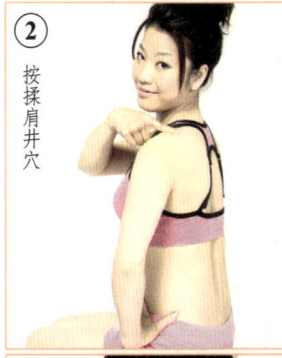

② 按揉肩井穴

③ 中指按揉缺盆穴

④ 手指张开，推摩肋间

适中，双侧交替进行。

4.将一手中指和拇指指腹分别放在对侧的外关穴和内关穴上，两指对合用力按压1分钟，双侧交替进行。

5.将一手拇指指尖放在对侧的合谷穴上，其余四指附在掌心，掐压1分钟，力度适中，以感觉酸胀为宜。双侧要交替进行。

6.一手半握拳，中指伸直，将中指指腹放在对侧缺盆穴上按揉1分钟，力度适中，以肩部感觉酸胀为宜。双侧交替进行（见图③）。

7.双手手指张开呈爪形，将指尖放于同侧胸骨旁肋间处，从胸前正中线沿肋间向两侧推摩1分钟，推摩时力度适中，至感觉温热为宜（见图④）。

8.用手掌掌根沿顺时针方向摩揉膻中及周围，力度适中，每次1分钟，至感觉温热为宜。

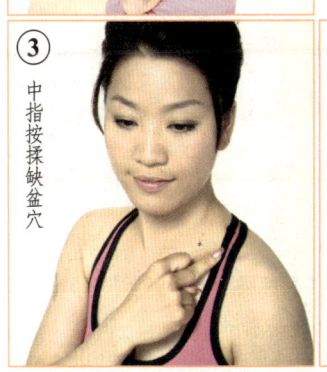

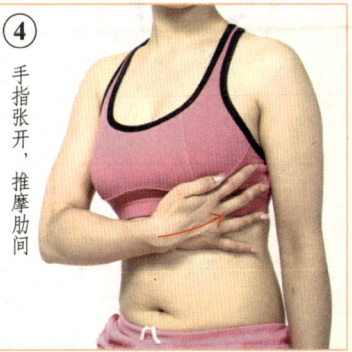

外科常见病 | 腰痛

特效穴位：三焦俞、志室、肾俞、上髎、大肠俞、小肠俞、膀胱俞、次髎、中脘、天枢、肓俞、关元、委中、承山、解溪、人中

自我按摩

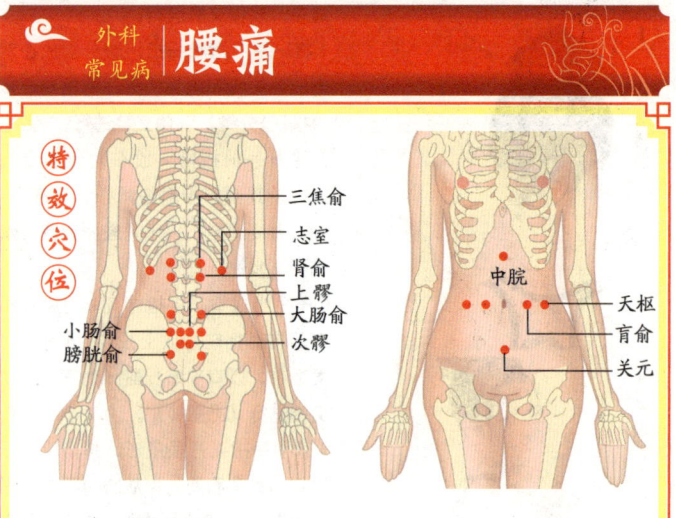

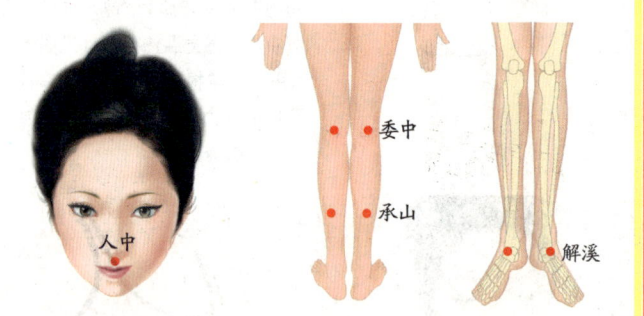

1.取坐位，双手握拳，自下而上滚动按摩腰部四周10次，同时头部配合前俯后仰活动。然后双手握拳，手心向外，用手背轻叩腰部，左右各30次。

2.双手对搓发热后，重叠放于腰椎正中，由上而下推搓30次（见图①）。

3.双手叉腰，大拇指按于腰眼处，用力挤压，并旋转揉按，先顺时针，后逆时针，每次揉按各30圈（见图②）。

4.双脚前伸，弯曲膝盖，同时双手捏拿、提放腰部肌肉20次，至感觉酸胀为宜。

5.双手掌根快速上下擦按腰眼处，反复15次，至感觉温热为宜。

6.用拇指指腹按揉人中、委中穴各2分钟，至感觉酸胀为宜。

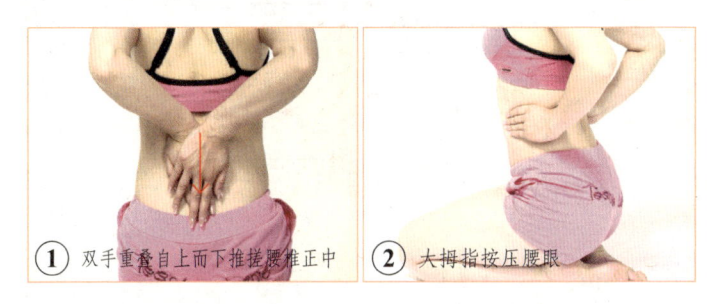

① 双手重叠自上而下推按腰椎正中

② 大拇指按压腰眼

他人按摩

1.被按摩者取仰卧位，按摩者用一手握住被按摩者的踝部，另一手拇指指腹按压解溪穴，每次3分钟，至感觉酸胀为宜（见图③）。

2.按摩者用双手小鱼际从上向下沿被按摩者的脊背督脉及脊柱旁推刮，力度适中，反复20次。

3.按摩者用拇指指腹按揉被按摩者的肾俞、大肠俞、承山穴各3~5分钟。

4.按摩者用双手拇指重叠左右弹拨、拿捏被按摩者的脊柱两旁肌肉，并按压关元穴，反复30次。

5.按摩者用掌根上下摩擦被按摩者的腰骶部肌肉，并按压上髎及周围皮肤，反复20次，至被按摩者感觉温热为宜。

6.被按摩者改为坐位，按摩者用双手按压被按摩者的膝部，并叮嘱被按摩者尽力向前俯压。

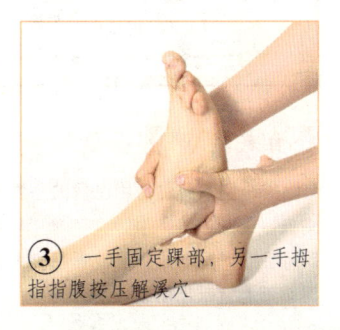

③ 一手固定踝部，另一手拇指指腹按压解溪穴

外科常见病：坐骨神经痛

特效穴位

- 志室
- 大肠俞
- 膀胱俞
- 三焦俞
- 肾俞
- 环跳
- 承扶
- 风市
- 中渎
- 阳陵泉
- 光明
- 悬钟
- 太溪
- 内庭
- 解溪
- 殷门
- 委中
- 承筋
- 承山

自我按摩

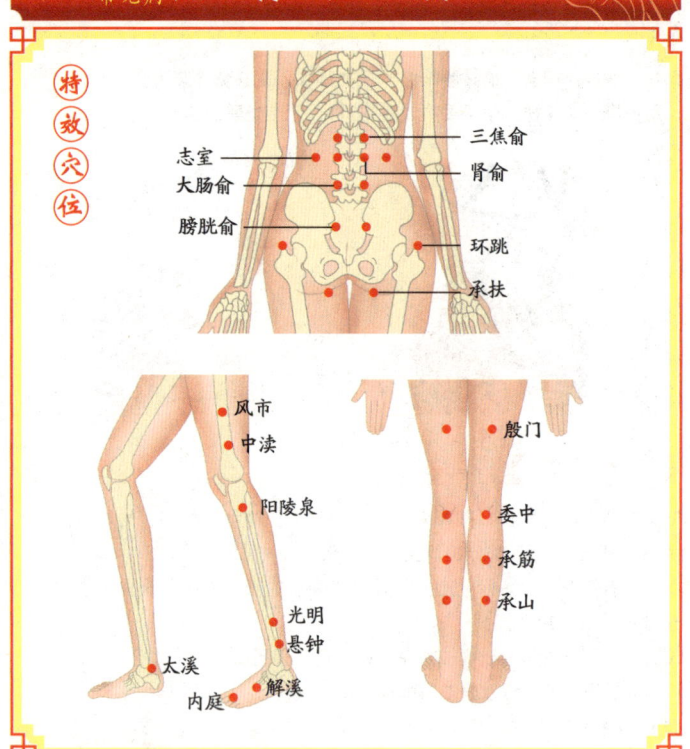

1. 健康一侧取卧位，用患侧的手擦揉患侧腰臀，然后换位，再按揉患侧肾俞穴（见图①）。
2. 用手擦、捏、揉、拍、啄患侧大腿和小腿后外侧，反复20次，至患侧有温热感为宜（见图②）。

3.用拇指指腹按压环跳、委中、阳陵泉、承山、太溪穴,每穴每次各5分钟,至产生酸胀感为宜。

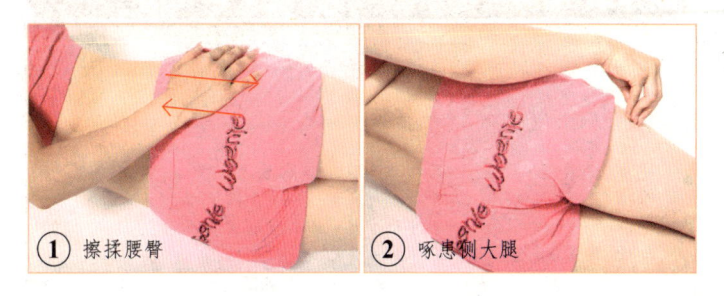

① 擦揉腰臀
② 啄患侧大腿

他人按摩

1.被按摩者取俯卧位,按摩者用推、揉、滚法按摩腰臀部,力度适中,每次10分钟。
2.按摩者手臂弯曲,用肘尖关节点按被按摩者的臀部环跳穴(见图③)。
3.按摩者用掌根揉捏被按摩者的患侧大腿、小腿后侧和外侧,自上而下反复按揉20次,至感觉发热为宜。
4.按摩者用双手拇指指腹按揉被按摩者的承山、承筋、委中、风市穴,按揉时力度要适中,每穴每次1分钟。
5.按摩者双手虚掌拍打被按摩者的臀部、大腿和小腿,自上而下反复20次。
6.按摩者双手五指张开,用指端由下向上啄击被按摩者患腿后侧、外侧,反复20次(见图④)。

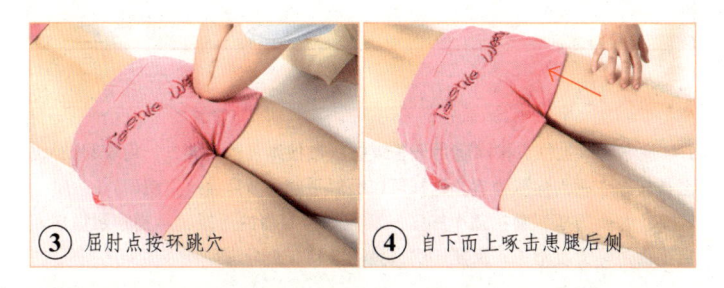

③ 屈肘点按环跳穴
④ 自下而上啄击患腿后侧

外科常见病 | 关节炎

特效穴位

- 血海
- 梁丘
- 解溪
- 大陵
- 太渊
- 曲泽
- 尺泽
- 太溪
- 阳池
- 申脉
- 阴陵泉
- 阳陵泉
- 足三里
- 涌泉

【 他人按摩 】

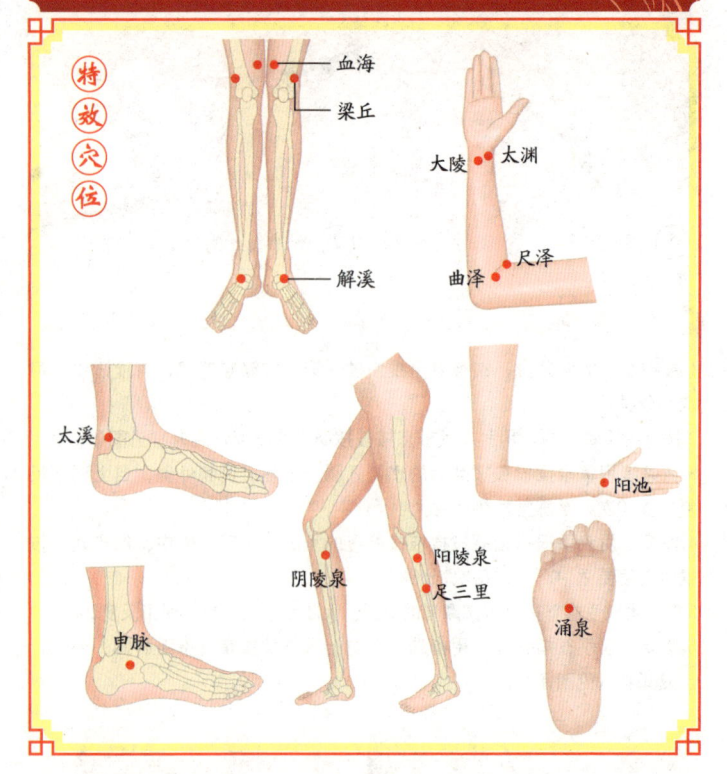

1.被按摩者取坐位,按摩者用牙签束按压被按摩者的太渊穴,每次2分钟,至被按摩者感到酸胀为宜。这样可以缓解手部关节疼痛(见图①)。

2.按摩者用拇指和食指逐个按压、揉捏被按摩者的五指,从指根到指端,自上而下,力度适中,反复10次(见图②)。

3.如果被按摩者手指活动不灵活,可用拇指指腹按压被按摩者的大陵、阳池穴,按压时力度要适中,每穴每次各5分钟。

4.如果被按摩者前臂不适,可用拇指指尖按压被按摩者的尺泽、曲泽穴,按压时用力要稍重,每穴每次各5分钟。

5.按摩者用拇指指腹按压被按摩者的太溪、解溪、申脉、涌泉穴,每穴每次各3~5分钟。这样可以缓解脚踝部疼痛。

6.用手掌擦擦脚底涌泉穴,反复50次,至被按摩者感到温热为宜。

7.被按摩者采用仰卧位,按摩者用拇指、食指点揉膝周压痛点,如膝关节内侧、膝关节外侧、髌骨下及膝后腘窝等。用力由轻到重,再由重到轻,点揉1分钟,可促进痛点炎症吸收,松解粘连。

8.按摩者用拇指指腹点按被按摩者的血海、梁丘、阴陵泉、阳陵泉、足三里穴,点按时力度要适中,每穴每次1分钟,以感到酸胀感为宜(见图③)。

9.按摩者用掌心扣按被按摩者的髌骨,在保持一定压力的情况下,使髌骨做向内、向上轻微运动,然后带动髌骨作环转运动3分钟,以髌骨产生酸胀温热感为宜。切忌用力过重(见图④)。

10.按摩者用拇指和其余四指相对拿捏被按摩者的大腿前面的股四头肌,每次3分钟,以产生酸胀感为宜。

11.按摩者用掌根在被按摩者的膝关节两侧从股四头肌至小腿中下部做直线擦动,以产生温热感为宜,每次3分钟。

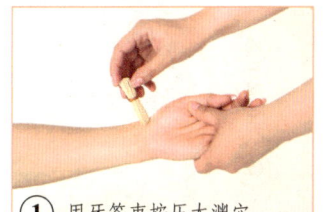

① 用牙签束按压太渊穴

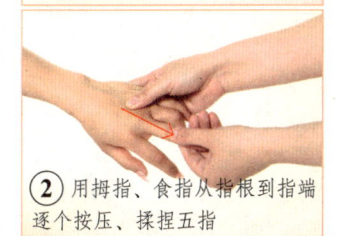

② 用拇指、食指从指根到指端逐个按压、揉捏五指

③ 拇指指腹点按血海穴

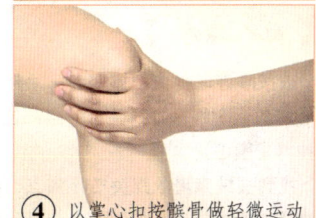

④ 以掌心扣按髌骨做轻微运动

外科常见病 踝关节扭伤

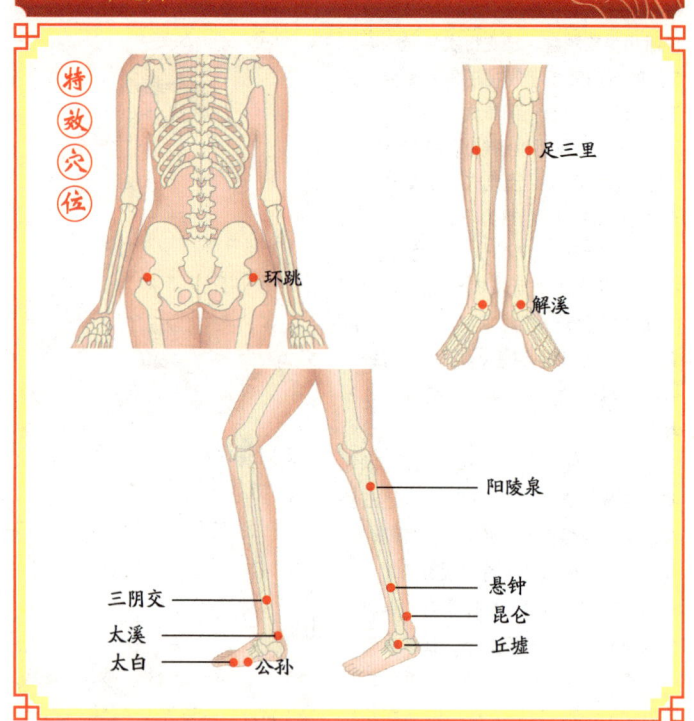

特效穴位

- 环跳
- 足三里
- 解溪
- 阳陵泉
- 三阴交
- 悬钟
- 昆仑
- 太溪
- 丘墟
- 太白
- 公孙

他人按摩

1. 被按摩者取坐位，按摩者一手托住被按摩者的足部，另一手用推法从远心端向近心端轻推踝关节肿胀部位，每次2分钟，每分钟60~80次，力度适中（见图①）。

2. 找到被按摩者的踝关节疼痛点，按摩者食指、中指、无名指并拢，从痛点周围慢揉，逐渐按到中心，用力由轻到重，每次3分钟（见图②）。

3.按摩者用拇指指腹按压被按摩者的环跳、昆仑、解溪、丘墟、悬钟、阳陵泉、太溪、公孙、太白穴，按压时力度要适中，每穴2分钟（见图③）。

4.如果损伤部位皮下淤血，可以加按被按摩者的三阴交、足三里穴，按压时力度要适中，每穴每次各2分钟（见图④）。

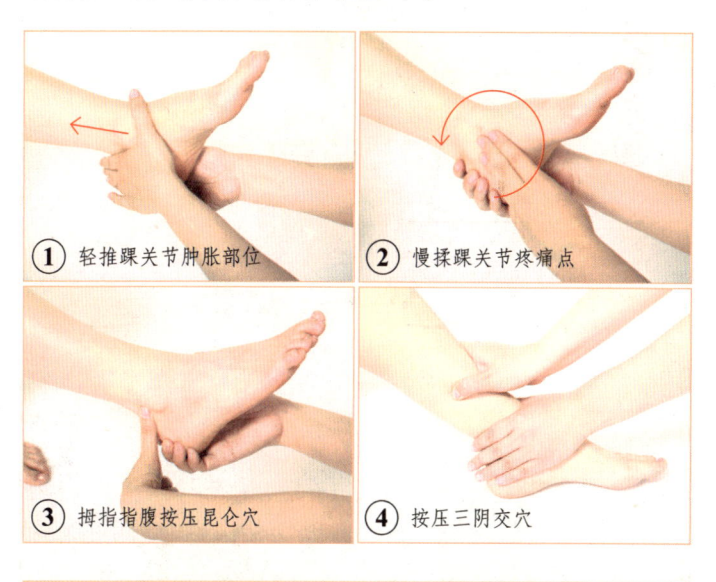

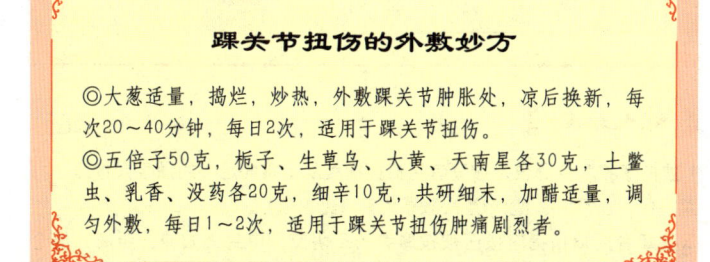

① 轻推踝关节肿胀部位

② 慢揉踝关节疼痛点

③ 拇指指腹按压昆仑穴

④ 按压三阴交穴

国医小课堂

踝关节扭伤的外敷妙方

◎大葱适量，捣烂，炒热，外敷踝关节肿胀处，凉后换新，每次20～40分钟，每日2次，适用于踝关节扭伤。

◎五倍子50克，栀子、生草乌、大黄、天南星各30克，土鳖虫、乳香、没药各20克，细辛10克，共研细末，加醋适量，调匀外敷，每日1～2次，适用于踝关节扭伤肿痛剧烈者。

外科常见病 足跟痛

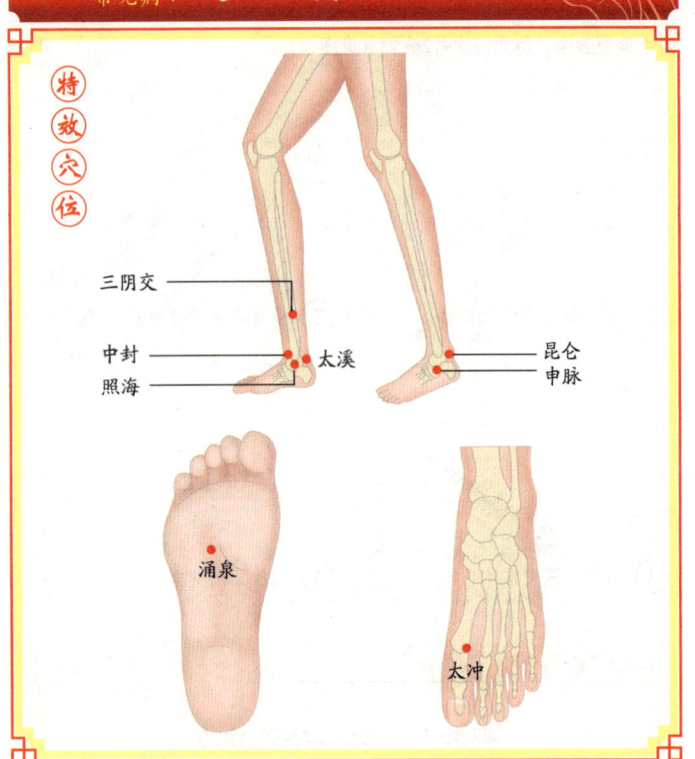

特效穴位

- 三阴交
- 中封
- 照海
- 太溪
- 昆仑
- 申脉
- 涌泉
- 太冲

他人按摩

1. 被按摩者取仰卧位，按摩者用拇指指腹从足跟向足心的涌泉穴按摩，力度适中，反复5次，以产生酸胀感为宜（见图①）。

2. 按摩者用拇指指腹按压被按摩者的三阴交、中封、太冲、照海、昆仑穴，按压时力度要适中，每穴每次各3分钟，以产生酸胀感为宜。

3.按摩者一手固定被按摩者的脚踝,另一手用按摩槌击打被按摩者足跟疼痛点,再用掌心摩擦足跟部,至皮肤发热为宜(见图②)。

4.被按摩者改为俯卧位,患侧屈膝90°,按摩者用拇指指腹按压足跟部疼痛点,然后用手掌搓揉全脚心,按压时用力要稍重,至被按摩者感到温热为宜。

5.按摩者用拇指指腹沿被按摩者的跟腱到足底揉压,揉压时用力要较重,反复10次,至有温热感为宜(见图③)。

6.按摩者用拇指、食指、中指指腹沿被按摩者的患侧小腿腓肠肌到足跟揉捏,反复20次,力度适中,至有温热感为宜(见图④)。

① 从足跟向涌泉穴按摩

② 按摩槌击打足跟

③ 沿跟腱到足底揉压

④ 沿小腿腓肠肌到足跟揉捏

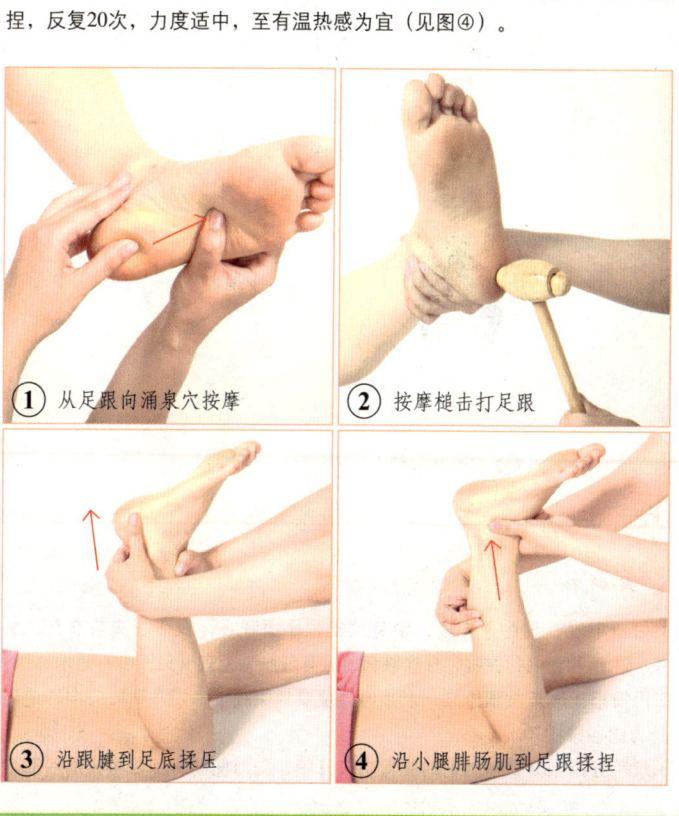

急救按摩 心绞痛

特效穴位

- 膻中
- 至阳
- 郄门
- 间使
- 内关
- 神门
- 太渊
- 少府
- 极泉
- 少冲

自我按摩

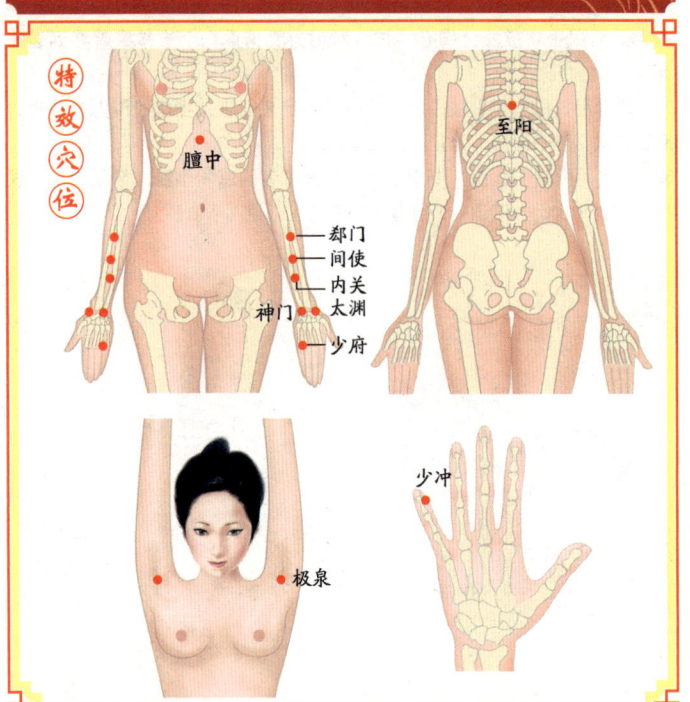

1.每日早晚，仰卧于床上，全身放松，平缓呼吸，双手在胸前交叉，食指、中指和无名指并拢，按摩腋窝，至有酸胀感为宜（见图①）。

2.用拇指指腹点按膻中穴，点按时力度要轻柔缓慢，沿顺时针方向、逆时针方向各按揉30次。

3.双手五指张开，从胸前的胸骨中央开始，向对侧肋骨间隙擦揉肋弓20次

（见图②）。双臂分别屈肘置于背后，用手背轻轻拍击背部30次。

4.用拇指指腹按揉内关穴，按揉力度要适中，每次3分钟。

5.取站位，做深呼吸，双臂伸直，自前向后缓慢轮转15次。

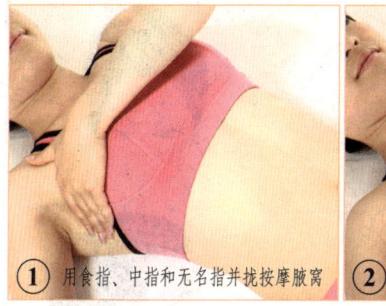

① 用食指、中指和无名指并拢按摩腋窝

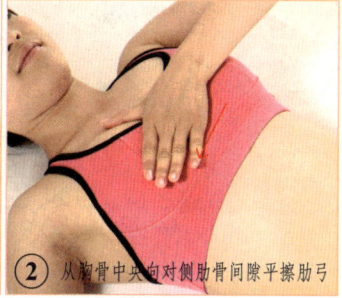

② 从胸骨中央向对侧肋骨间隙平擦肋弓

他人按摩

1.按摩者用拇指和中指指尖切压被按摩者小指的少冲穴，力度适中，每次3~5分钟。

2.按摩者用按摩器按压被按摩者背部第七胸椎棘下至阳穴，力度适中，每次3~5分钟（见图③）。

3.被按摩者半卧，按摩者一手托住被按摩者踝部，向上抬起30°，再向外展30°，另一手握住被按摩者脚的外上部，将脚背向内侧屈曲，力度适中，左右交替进行数次（见图④）。

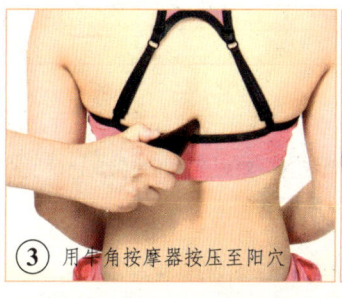

③ 用牛角按摩器按压至阳穴

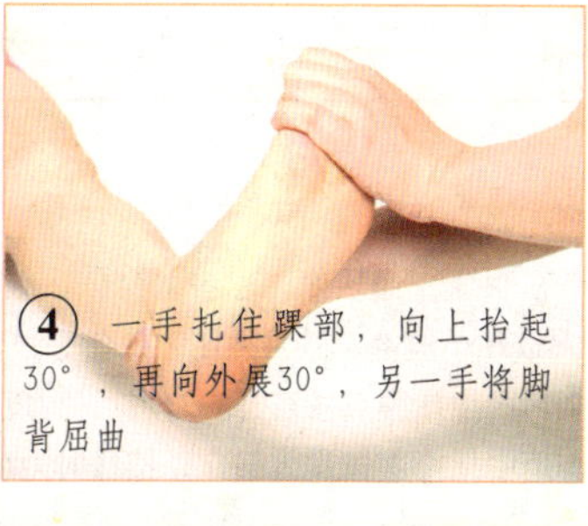

④ 一手托住踝部，向上抬起30°，再向外展30°，另一手将脚背屈曲

89

急救按摩 | 中暑

特效穴位

天枢 曲泽 内关 劳宫 中冲 十宣 百会 印堂 人中 太阳 风池 阳陵泉 足三里 关冲 少冲 合谷

自我按摩

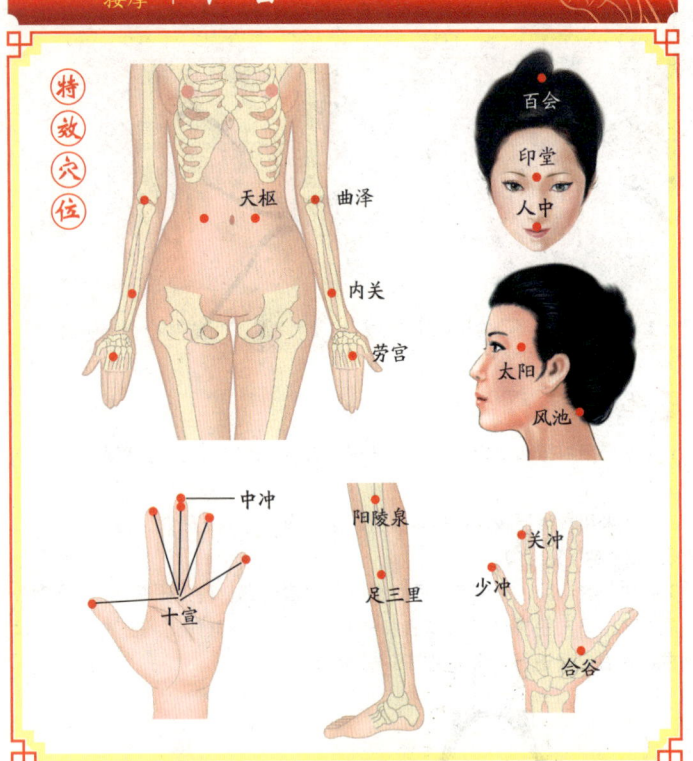

1. 在阴凉、通风处，患者取坐位，腰微挺直，双脚平放与肩同宽，双手重叠放在小腹部，双目微闭，调匀呼吸，静坐2分钟。
2. 用拇指指腹点按百会穴2分钟，力度适中（见图①）。
3. 用中指指腹按揉太阳穴，按揉时力度要适中，每次3分钟。

4.用拇指和食指拿捏合谷、风池穴各30次。

5.用双手拇指指腹按揉足三里,每次3分钟。

【他人按摩】

1.被按摩者仰卧,按摩者取食盐一把,擦于被按摩者的双手腕、双足心、双侧胁肋、前后心,反复揉擦至出现红点(见图②、图③)。

2.按摩者用拇指指腹按揉或掐压被按摩者的内关、合谷、足三里穴,按揉或掐压时用力要稍重,每次每穴各3~5分钟,以被按摩者感觉酸、麻、胀、痛为宜。

3.病情严重者,按摩者要另外掐按被按摩者大椎、十宣、阳陵泉、少冲穴,每穴每次各3~5分钟。

4.按摩者用拇指指腹掐压被按摩者的人中穴,每次2分钟(见图④)。

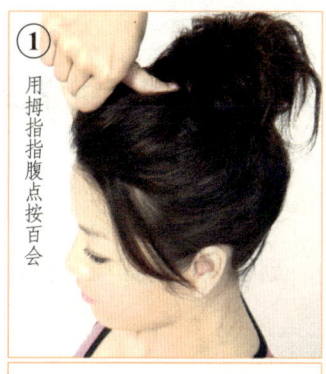

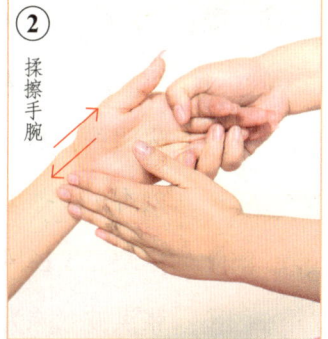

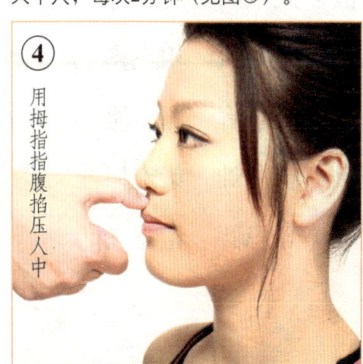

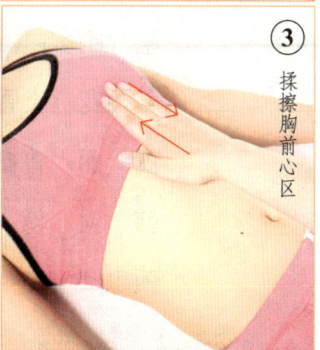

① 用拇指指腹点按百会

② 揉擦手腕

③ 揉擦胸前心区

④ 用拇指指腹掐压人中

《国医绝学百日通》编委会名单

主　编：李玉波　翟志光　袁香桃
副主编：赵翔凤　相光鑫　甄思圆　赵　点　姜菊花

编　委：（以姓氏笔画为序）

王　凯　王文江　权　龙　吕俊刚
朱明秀　刘　力　刘　红　刘兰花
刘香玉　孙圣奎　李　娟　李玉波
李晓亮　杨凤霞　张　涛　张　萌
张洪波　陈为波　武永刚　周小芳
赵　刚　赵　点　赵翔凤　相光鑫
姜菊花　袁香桃　袁晓辉　郭　旭
展　丽　曹薇薇　崔　灿　梁宏伟
韩　毅　傅　晓　甄思圆　翟志光
甄思圆